中华医学养生保健丛书

# 全身经络
## 速查手册

李彦龙 ◎ 编著

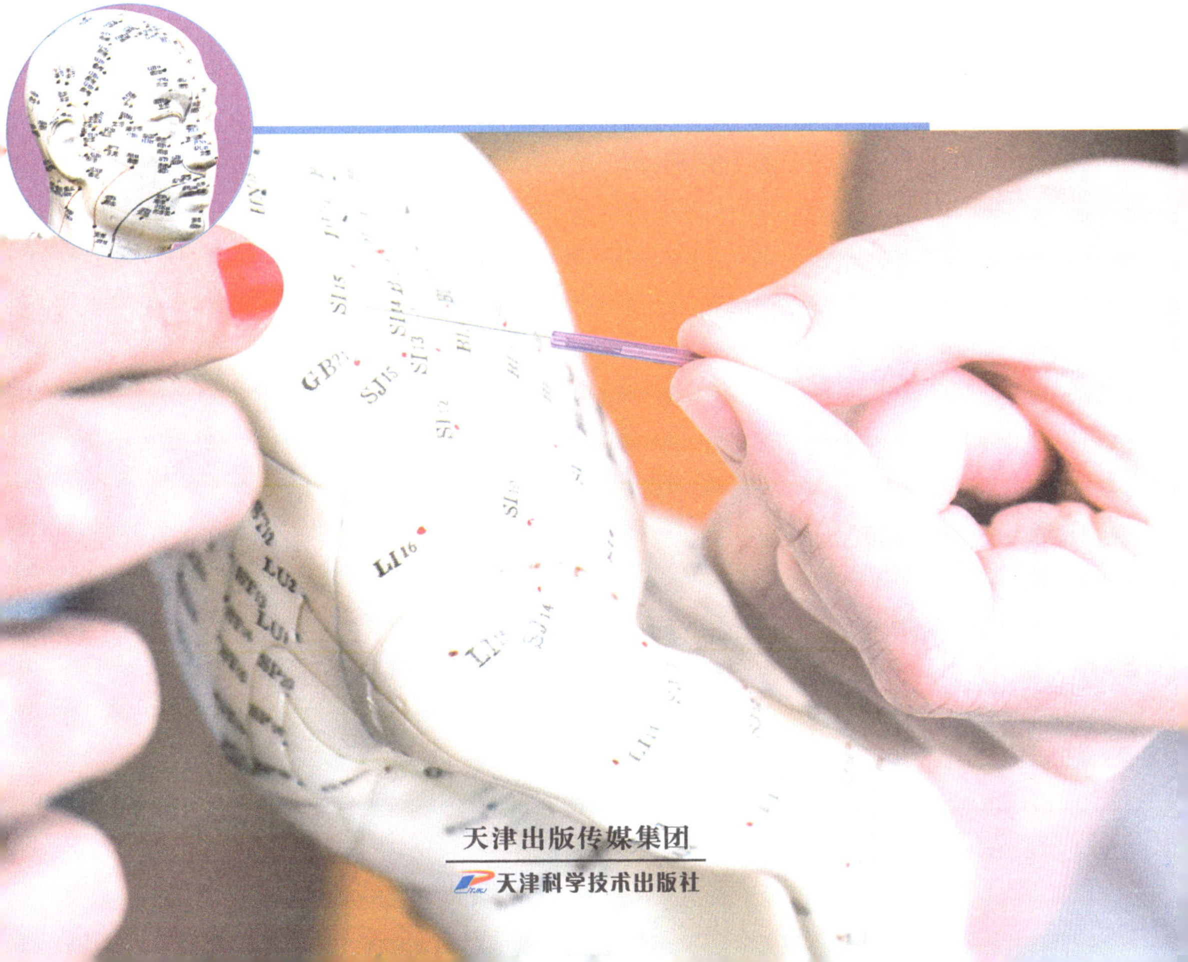

天津出版传媒集团

天津科学技术出版社

图书在版编目(CIP)数据

全身经络速查手册 / 李彦龙编著.--天津:天津科学技术出版社,2013.12(2019.9 重印)
ISBN 978-7-5308-8570-3

Ⅰ.①全… Ⅱ.①李… Ⅲ.①经络-手册 Ⅳ.①R224.4-62

中国版本图书馆 CIP 数据核字(2013)第 302267 号

全身经络速查手册
QUANSHEN JINGLUO SUCHA SHOUCE
责任编辑:张建锋
责任印制:王　莹

| | |
|---|---|
| 出　　版: | 天津出版传媒集团 |
| | 天津科学技术出版社 |
| 地　　址: | 天津市西康路 35 号 |
| 邮　　编: | 300051 |
| 电　　话: | (022) 23332402 |
| 网　　址: | www.tjkjcbs.com.cn |
| 发　　行: | 新华书店经销 |
| 印　　刷: | 晟德(天津)印刷有限公司 |

开本 710×1000　1/16　印张 10　字数 160 000
2013 年 12 月第 1 版第 1 次印刷　2019 年 9 月第 1 版第 3 次印刷
定价:36.00 元

# Preface
# 前言

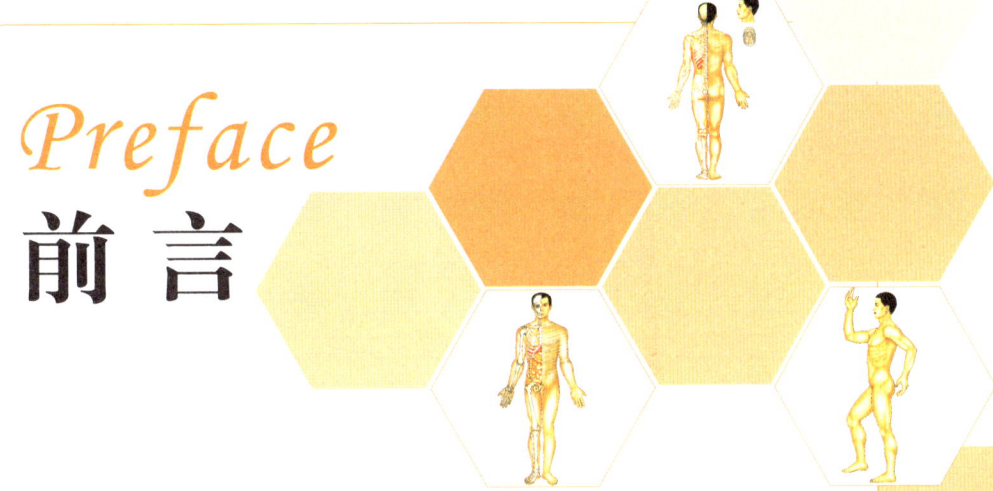

　　经络是运行气血、联系脏腑和体表及全身各部的通道，是人体功能的调控系统，具有反映病候的作用。由于疾病的性质、脏腑的功能、气血的盛竭不同，致使受邪气所侵害的部位以及发生的病状亦各不相同。因此，我们以《黄帝内经》为原则，编写了这本《全身经络速查手册》。全书共16章。详细介绍了每个穴位的定位、解剖、主治、配伍及刺灸法等。需要特别说明的是，由于编者水平所限，不足之处在所难免，希望各位读者和业内同仁批评指正。

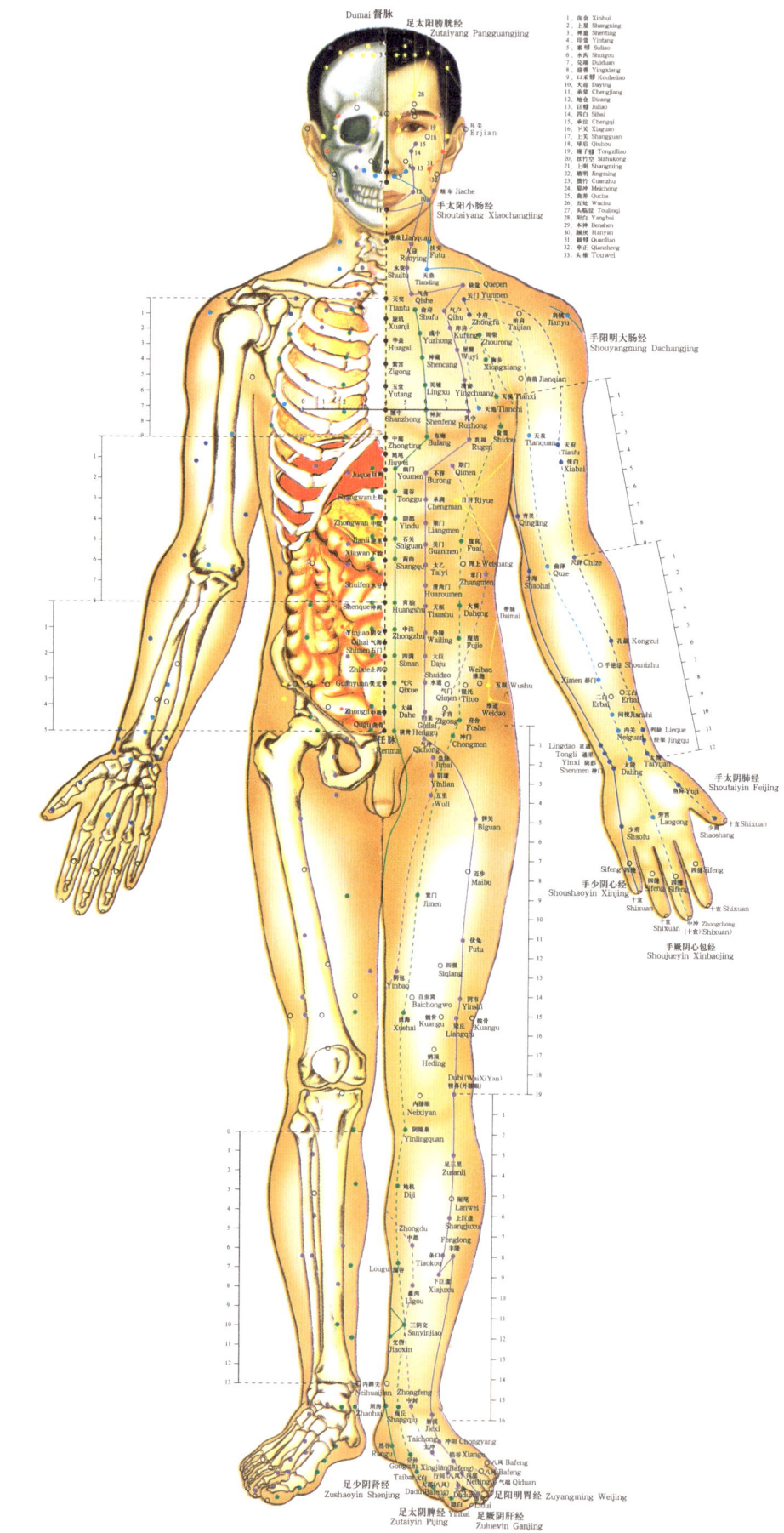

# 目录 CONTENTS

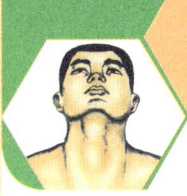
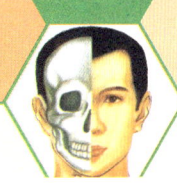
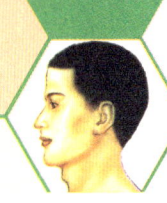
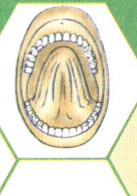

## 第一章 浅说经络与腧穴

**一、经络的含义与作用**
1. 经络的含义 ……………… / 002
2. 经络的作用 ……………… / 003

**二、腧穴的含义与命名**
1. 腧穴的含义 ……………… / 003
2. 腧穴的命名 ……………… / 004

**三、腧穴的作用与取穴方法**
1. 腧穴的作用 ……………… / 005
2. 取穴方法 ………………… / 005

## 第二章 手太阴肺经

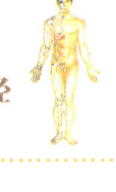

1. 云门穴 …………………… / 007
2. 中府穴 …………………… / 007
3. 天府穴 …………………… / 008
4. 侠白穴 …………………… / 008
5. 尺泽穴 …………………… / 008
6. 孔最穴 …………………… / 008
7. 列缺穴 …………………… / 009
8. 经渠穴 …………………… / 009
9. 太渊穴 …………………… / 009
10. 鱼际穴 ………………… / 010
11. 少商穴 ………………… / 010

## 第三章 足太阴脾经

1. 隐白穴 …………………… / 012
2. 大都穴 …………………… / 012
3. 太白穴 …………………… / 013
4. 公孙穴 …………………… / 013
5. 商丘穴 …………………… / 013
6. 三阴交穴 ………………… / 013
7. 漏谷穴 …………………… / 014
8. 地机穴 …………………… / 014
9. 阴陵泉穴 ………………… / 014
10. 血海穴 ………………… / 015
11. 箕门穴 ………………… / 015
12. 冲门穴 ………………… / 015
13. 府舍穴 ………………… / 016
14. 腹结穴 ………………… / 016
15. 大横穴 ………………… / 016
16. 腹哀穴 ………………… / 017
17. 食窦穴 ………………… / 017
18. 天溪穴 ………………… / 017
19. 胸乡穴 ………………… / 018

20. 周荣穴 ·················· / 018
21. 大包穴 ·················· / 018

## 第四章　手厥阴心包经

1. 天池穴 ·················· / 020
2. 天泉穴 ·················· / 020
3. 曲泽穴 ·················· / 021
4. 郄门穴 ·················· / 021
5. 间使穴 ·················· / 021
6. 内关穴 ·················· / 022
7. 大陵穴 ·················· / 022
8. 劳宫穴 ·················· / 022
9. 中冲穴 ·················· / 023

## 第五章　足厥阴肝经

1. 大敦穴 ·················· / 025
2. 行间穴 ·················· / 025
3. 太冲穴 ·················· / 026
4. 中封穴 ·················· / 026
5. 蠡沟穴 ·················· / 027
6. 中都穴 ·················· / 027
7. 膝关穴 ·················· / 028
8. 曲泉穴 ·················· / 028
9. 阴包穴 ·················· / 028
10. 足五里穴 ·················· / 029
11. 阴廉穴 ·················· / 029
12. 急脉穴 ·················· / 030
13. 章门穴 ·················· / 030
14. 期门穴 ·················· / 030

## 第六章　手少阴心经

1. 极泉穴 ·················· / 033
2. 青灵穴 ·················· / 033
3. 少海穴 ·················· / 034
4. 灵道穴 ·················· / 034
5. 通里穴 ·················· / 034
6. 阴郄穴 ·················· / 034
7. 神门穴 ·················· / 035
8. 少府穴 ·················· / 035
9. 少冲穴 ·················· / 035

## 第七章　足少阴肾经

1. 涌泉穴 ·················· / 037
2. 然谷穴 ·················· / 037
3. 太溪穴 ·················· / 038
4. 大钟穴 ·················· / 038
5. 水泉穴 ·················· / 038
6. 照海穴 ·················· / 039
7. 复溜穴 ·················· / 039
8. 交信穴 ·················· / 039
9. 筑宾穴 ·················· / 040
10. 阴谷穴 ·················· / 040
11. 横骨穴 ·················· / 040
12. 大赫穴 ·················· / 041
13. 气　穴 ·················· / 041
14. 四满穴 ·················· / 041
15. 中注穴 ·················· / 042
16. 肓俞穴 ·················· / 042

17. 商曲穴 …… / 042
18. 石关穴 …… / 042
19. 阴都穴 …… / 043
20. 腹通谷穴 …… / 043
21. 幽门穴 …… / 043
22. 步廊穴 …… / 044
23. 神封穴 …… / 044
24. 灵墟穴 …… / 044
25. 神藏穴 …… / 044
26. 彧中穴 …… / 045
27. 俞府穴 …… / 045

## 第八章　手太阳小肠经

1. 少泽穴 …… / 047
2. 前谷穴 …… / 047
3. 后溪穴 …… / 047
4. 腕骨穴 …… / 048
5. 阳谷穴 …… / 048
6. 养老穴 …… / 048
7. 支正穴 …… / 049
8. 小海穴 …… / 049
9. 肩贞穴 …… / 049
10. 臑俞穴 …… / 050
11. 天宗穴 …… / 050
12. 秉风穴 …… / 050
13. 曲垣穴 …… / 050
14. 肩外俞穴 …… / 051
15. 肩中俞穴 …… / 051
16. 天窗穴 …… / 051
17. 天容穴 …… / 052
18. 颧髎穴 …… / 052

19. 听宫穴 …… / 052

## 第九章　足太阳膀胱经

1. 睛明穴 …… / 054
2. 攒竹穴 …… / 054
3. 眉冲穴 …… / 055
4. 曲差穴 …… / 055
5. 五处穴 …… / 055
6. 承光穴 …… / 055
7. 通天穴 …… / 056
8. 络却穴 …… / 056
9. 玉枕穴 …… / 056
10. 天柱穴 …… / 057
11. 大杼穴 …… / 057
12. 风门穴 …… / 057
13. 肺俞穴 …… / 057
14. 厥阴俞穴 …… / 058
15. 心俞穴 …… / 058
16. 督俞穴 …… / 058
17. 膈俞穴 …… / 059
18. 肝俞穴 …… / 059
19. 胆俞穴 …… / 059
20. 脾俞穴 …… / 060
21. 胃俞穴 …… / 060
22. 三焦俞穴 …… / 060
23. 肾俞穴 …… / 061
24. 气海俞穴 …… / 061
25. 大肠俞穴 …… / 061
26. 关元俞穴 …… / 062
27. 小肠俞穴 …… / 062

| | |
|---|---|
| 28. 膀胱俞穴 / 062 | 60. 昆仑穴 / 072 |
| 29. 中膂俞穴 / 063 | 61. 仆参穴 / 072 |
| 30. 白环俞穴 / 063 | 62. 申脉穴 / 072 |
| 31. 上髎穴 / 063 | 63. 金门穴 / 073 |
| 32. 次髎穴 / 064 | 64. 京骨穴 / 073 |
| 33. 中髎穴 / 064 | 65. 束骨穴 / 073 |
| 34. 下髎穴 / 064 | 66. 足通谷穴 / 074 |
| 35. 会阳穴 / 065 | 67. 至阴穴 / 074 |
| 36. 承扶穴 / 065 | |
| 37. 殷门穴 / 065 | |
| 38. 浮郄穴 / 065 | **第十章 手阳明大肠经** |
| 39. 委阳穴 / 066 | |
| 40. 委中穴 / 066 | 1. 商阳穴 / 076 |
| 41. 附分穴 / 066 | 2. 二间穴 / 076 |
| 42. 魄户穴 / 067 | 3. 三间穴 / 077 |
| 43. 膏肓俞穴 / 067 | 4. 合谷穴 / 077 |
| 44. 神堂穴 / 067 | 5. 阳溪穴 / 077 |
| 45. 譩譆穴 / 068 | 6. 偏历穴 / 078 |
| 46. 膈关穴 / 068 | 7. 温溜穴 / 078 |
| 47. 魂门穴 / 068 | 8. 下廉穴 / 078 |
| 48. 阳纲穴 / 068 | 9. 上廉穴 / 079 |
| 49. 意舍穴 / 069 | 10. 手三里穴 / 079 |
| 50. 胃仓穴 / 069 | 11. 曲池穴 / 079 |
| 51. 肓门穴 / 069 | 12. 肘髎穴 / 079 |
| 52. 志室穴 / 070 | 13. 手五里穴 / 080 |
| 53. 胞肓穴 / 070 | 14. 臂臑穴 / 080 |
| 54. 秩边穴 / 070 | 15. 肩髃穴 / 080 |
| 55. 合阳穴 / 070 | 16. 巨骨穴 / 081 |
| 56. 承筋穴 / 071 | 17. 天鼎穴 / 081 |
| 57. 承山穴 / 071 | 18. 扶突穴 / 081 |
| 58. 飞扬穴 / 071 | 19. 口禾髎穴 / 081 |
| 59. 跗阳穴 / 072 | 20. 迎香穴 / 082 |

## 第十一章 足阳明胃经

1. 承泣穴 ······ / 084
2. 四白穴 ······ / 084
3. 巨髎穴 ······ / 085
4. 地仓穴 ······ / 085
5. 大迎穴 ······ / 085
6. 颊车穴 ······ / 086
7. 下关穴 ······ / 086
8. 头维穴 ······ / 086
9. 人迎穴 ······ / 087
10. 水突穴 ······ / 087
11. 气舍穴 ······ / 087
12. 缺盆穴 ······ / 087
13. 气户穴 ······ / 088
14. 库房穴 ······ / 088
15. 屋翳穴 ······ / 088
16. 膺窗穴 ······ / 089
17. 乳中穴 ······ / 089
18. 乳根穴 ······ / 089
19. 不容穴 ······ / 089
20. 承满穴 ······ / 090
21. 梁门穴 ······ / 090
22. 关门穴 ······ / 090
23. 太乙穴 ······ / 091
24. 滑肉门穴 ······ / 091
25. 天枢穴 ······ / 091
26. 外陵穴 ······ / 091
27. 大巨穴 ······ / 092
28. 水道穴 ······ / 092
29. 归来穴 ······ / 092
30. 气冲穴 ······ / 093
31. 髀关穴 ······ / 093
32. 伏兔穴 ······ / 093
33. 阴市穴 ······ / 094
34. 梁丘穴 ······ / 094
35. 犊鼻穴 ······ / 094
36. 足三里穴 ······ / 094
37. 上巨虚穴 ······ / 095
38. 条口穴 ······ / 095
39. 下巨虚穴 ······ / 095
40. 丰隆穴 ······ / 096
41. 解溪穴 ······ / 096
42. 冲阳穴 ······ / 096
43. 陷谷穴 ······ / 097
44. 内庭穴 ······ / 097
45. 厉兑穴 ······ / 097

## 第十二章 手少阳三焦经

1. 关冲穴 ······ / 099
2. 液门穴 ······ / 099
3. 中渚穴 ······ / 099
4. 阳池穴 ······ / 100
5. 外关穴 ······ / 100
6. 支沟穴 ······ / 100
7. 会宗穴 ······ / 101
8. 三阳络穴 ······ / 101
9. 四渎穴 ······ / 101
10. 天井穴 ······ / 101
11. 清冷渊穴 ······ / 102
12. 消泺穴 ······ / 102
13. 臑会穴 ······ / 102

14. 肩髎穴 ……………… / 103
15. 天髎穴 ……………… / 103
16. 天牖穴 ……………… / 103
17. 翳风穴 ……………… / 104
18. 瘛脉穴 ……………… / 104
19. 颅息穴 ……………… / 104
20. 角孙穴 ……………… / 104
21. 耳门穴 ……………… / 105
22. 耳和髎穴 …………… / 105
23. 丝竹空穴 …………… / 105

## 第十三章 足少阳胆经

1. 瞳子髎穴 …………… / 107
2. 听会穴 ……………… / 107
3. 上关穴 ……………… / 108
4. 颔厌穴 ……………… / 108
5. 悬颅穴 ……………… / 108
6. 悬厘穴 ……………… / 109
7. 曲鬓穴 ……………… / 109
8. 率谷穴 ……………… / 109
9. 天冲穴 ……………… / 109
10. 浮白穴 …………… / 110
11. 头窍阴穴 ………… / 110
12. 完骨穴 …………… / 110
13. 本神穴 …………… / 111
14. 阳白穴 …………… / 111
15. 头临泣穴 ………… / 111
16. 目窗穴 …………… / 112
17. 正营穴 …………… / 112
18. 承灵穴 …………… / 112
19. 脑空穴 …………… / 112
20. 风池穴 …………… / 113

21. 肩井穴 …………… / 113
22. 渊腋穴 …………… / 113
23. 辄筋穴 …………… / 114
24. 日月穴 …………… / 114
25. 京门穴 …………… / 114
26. 带脉穴 …………… / 115
27. 五枢穴 …………… / 115
28. 维道穴 …………… / 115
29. 居髎穴 …………… / 116
30. 环跳穴 …………… / 116
31. 风市穴 …………… / 116
32. 中渎穴 …………… / 117
33. 膝阳关穴 ………… / 117
34. 阳陵泉穴 ………… / 117
35. 阳交穴 …………… / 118
36. 外丘穴 …………… / 118
37. 光明穴 …………… / 118
38. 阳辅穴 …………… / 118
39. 悬钟穴 …………… / 119
40. 丘墟穴 …………… / 119
41. 足临泣穴 ………… / 119
42. 地五会穴 ………… / 120
43. 侠溪穴 …………… / 120
44. 足窍阴穴 ………… / 120

## 第十四章 任脉

1. 会阴穴 ……………… / 122
2. 曲骨穴 ……………… / 122
3. 中极穴 ……………… / 123
4. 关元穴 ……………… / 123
5. 石门穴 ……………… / 124
6. 气海穴 ……………… / 124

7. 阴交穴 ········· / 125
8. 神阙穴 ········· / 125
9. 水分穴 ········· / 125
10. 下脘穴 ········ / 126
11. 建里穴 ········ / 126
12. 中脘穴 ········ / 126
13. 上脘穴 ········ / 127
14. 巨阙穴 ········ / 127
15. 鸠尾穴 ········ / 127
16. 中庭穴 ········ / 128
17. 膻中穴 ········ / 128
18. 玉堂穴 ········ / 128
19. 紫宫穴 ········ / 129
20. 华盖穴 ········ / 129
21. 璇玑穴 ········ / 129
22. 天突穴 ········ / 129
23. 廉泉穴 ········ / 130
24. 承浆穴 ········ / 130

## 第十五章 督脉

1. 长强穴 ········· / 132
2. 腰俞穴 ········· / 133
3. 腰阳关穴 ······· / 133
4. 命门穴 ········· / 134
5. 悬枢穴 ········· / 134
6. 脊中穴 ········· / 134
7. 中枢穴 ········· / 135
8. 筋缩穴 ········· / 135
9. 至阳穴 ········· / 135
10. 灵台穴 ········ / 136
11. 神道穴 ········ / 136
12. 身柱穴 ········ / 136

13. 陶道穴 ········ / 137
14. 大椎穴 ········ / 137
15. 哑门穴 ········ / 138
16. 风府穴 ········ / 139
17. 脑户穴 ········ / 139
18. 强间穴 ········ / 139
19. 后顶穴 ········ / 140
20. 百会穴 ········ / 140
21. 前顶穴 ········ / 141
22. 囟会穴 ········ / 141
23. 上星穴 ········ / 141
24. 神庭穴 ········ / 142
25. 素髎穴 ········ / 142
26. 水沟穴 ········ / 142
27. 兑端穴 ········ / 143
28. 龈交穴 ········ / 143

## 第十六章 经外奇穴

1. 印堂穴 ········· / 145
2. 太阳穴 ········· / 145
3. 金津、玉液穴 ··· / 146
4. 定喘穴 ········· / 146
5. 腰奇穴 ········· / 146
6. 十七椎穴 ······· / 147
7. 八邪穴 ········· / 147
8. 膝眼穴 ········· / 147
9. 八风穴 ········· / 148
10. 气端穴 ········ / 148

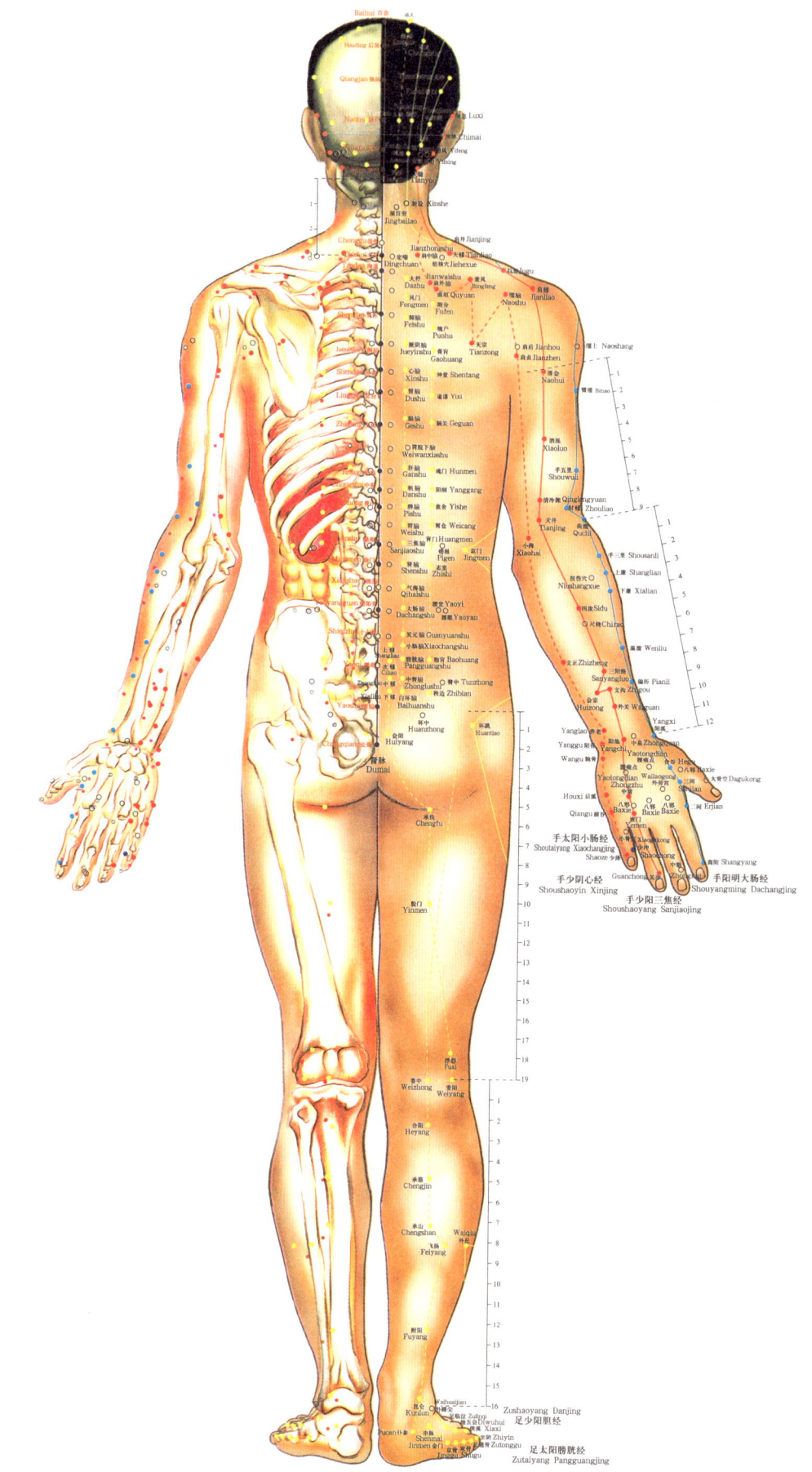

# 第一章

## 浅说经络与腧穴

QIAN SHUO JING LUO YU SHU XUE

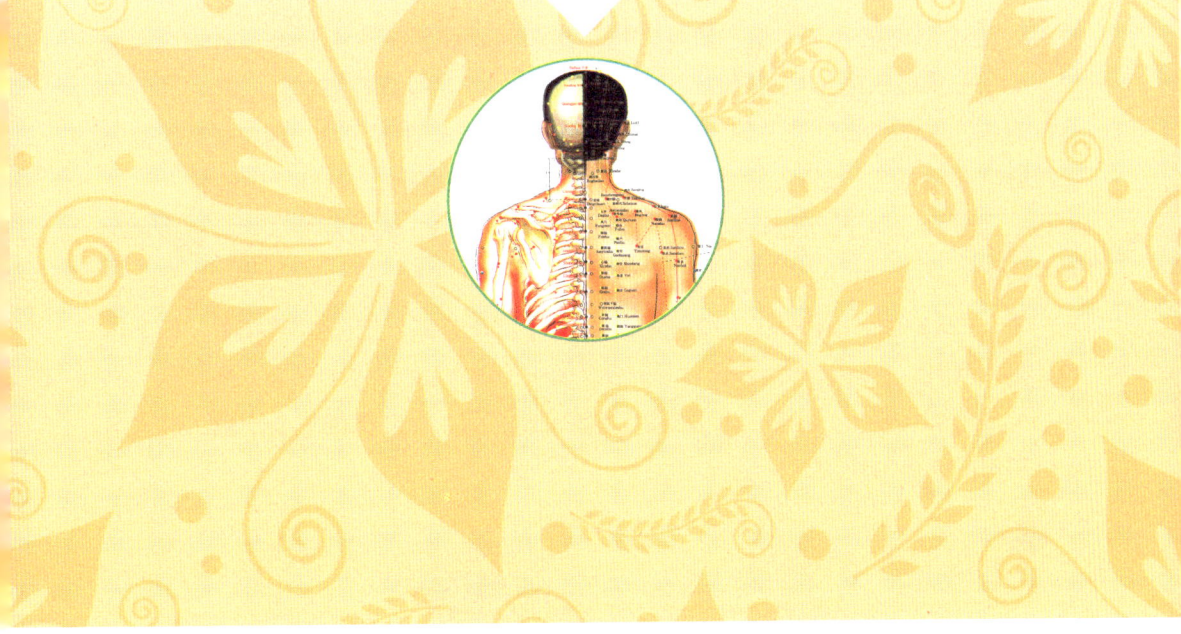

人体的经络系统由经脉和络脉两大部分组成。其中较为粗大的、分布较深且纵行的主要干线，称为"经"，亦称"经脉"。而较为细小的、经的分支、深浅部均存在、网络于经脉间的称为"络"，亦称"络脉"。其中经脉包括十二经脉和奇经八脉，以及附属于十二经脉的十二经别、十二经筋、十二皮部。络脉有别络、浮络、孙络之分。十二经脉（统称正经）和奇经八脉（统称奇经）是经络的主要部分（若十二经脉加任、督二脉即为十四经脉）。

腧穴是人体脏腑经络之气血输注、会聚于体表的部位，这些部位大都处于人体经络循行的路线上，当针刺或指压、点穴后反应比较强烈，疗效比较显著。所以，每谈及经络也一定离不开腧穴。经络与腧穴的关系是经络以穴位为据点；穴位则以经络为通道。例如，经络犹如火车的铁轨，穴位则为其线路上的一个个车站。而腧穴又分为十四经穴、奇穴和阿是穴三类。

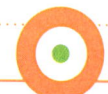

## 一、经络的含义与作用

### 1.经络的含义

人体经络是人体气血运行的通路，内属于脏腑，外布于全身，将各部组织、器官联结成为一个有机的整体。经络，是经脉和络脉的总称。经，指经脉，犹如直通的径路，是经络系统中的主干；络，指络脉，犹如网络，是经脉的细小分支。"经"在深部，"络"浅表。

经络包括十二经脉、奇经八脉、十二经别、十二经筋、十五络脉。

十二经脉是经络系统的主体，也称为"正经"。包括手三阴经穴位（手太阴肺经、手厥阴心包经、手少阴心经）、手三阳经穴位（手阳明大肠经、手少阳三焦经、手太阳小肠经）、足三阳经穴位（足阳明胃经、足少阳胆经、足太阳膀胱经）、足三阴经穴位（足太阴脾经位、足厥阴肝经、足少阴肾经）。

奇经八脉的"奇"有"异"的意思，是指与十二经脉不同而"别道奇行"的八条经脉。包括任脉、督脉、冲脉、带脉、阴跷脉、阳跷脉、阴维脉、阳维脉。

十二经别，是十二经脉在胸、腹及头部的重要支脉，沟通脏腑，加强表里经的联系。

十二经筋均起始于四肢末端，结聚于关节、骨骼部，走向躯干头面。行于体表，不入内脏。

十五络脉，是十二经脉在四肢部以及躯干前、后、侧三部的重要支脉，起沟通表里和渗灌气血的作用。

## 2.经络的作用

**(1)联系脏腑，沟通内外。**人体的五脏六腑、五官九窍、四肢百节、皮肉筋骨等器官和组织，虽各有不同的生理功能，但又互相联系，使全身内外、上下、前后、左右构成一个有机的整体。这种相互联系、有机配合主要依靠经络系统的联络沟通作用来实现。

经络的联络沟通作用，还反映在经络具有传导功能。体表感受病邪和各种刺激，可传导于脏腑；脏腑的生理功能失常，亦可反映于体表。

**(2)运行气血，协调阴阳。**经络系统在正常情况下起着运行气血、协调全身阴阳的作用。《灵枢·本藏》说："经脉者，所以行血气而营阴阳，濡筋骨，利关节者也。" 经络是人体气血运行的通道，能将营养物质输送到全身各组织脏器，使脏腑组织得以营养，筋骨得以濡润，关节得以通利。

**(3)抗御病邪，反映症候。**经络系统的疾病情况下，有抗御病邪、反映症候的作用。体表的穴位（包括反应点）是孙络分布的所在，也是卫气停留和邪气侵犯的部位。经络反映症候，可分局部的、一经的、数经的和整体的。

一般来说，经络气血阻滞而不通畅，就会造成有关部位的疼痛或肿胀；气血郁积而化热，则出现红、肿、热、痛，这些都属经络实证。

如果气血运行不足，就会出现病变部位麻木不仁、肌肤萎软及功能减退等，这些都属经络的虚证。

# 二、腧穴的含义与命名

## 1.腧穴的含义

腧穴是人体脏腑经络之气输注于体表的部位，是针灸治疗疾病的刺激点与反应点。腧与"输"通，有转输、输注的含义；"穴"即孔隙。所以，腧穴的本义即是指人体脏腑经络之气转输或输注于体表的分肉腠理和骨节交会的特定的孔隙。

穴位的学名是腧穴。人体周身约有52个单穴，300个双穴，50个经外奇穴，共约402个穴位。人体中，五脏六腑"正经"的经络有12条（实际上，左右对称共有24条）。另外，身体正面中央有"任脉"，身体背面中央有"督脉"，各有一条特殊经络纵贯全身。这14条经络上所排列着的人体穴道，称为"正穴"，全部共有365处。

其中有108个要害穴,其中有72个穴位遭到外力击打或者点击后会有明显的症状,其余36个穴是致命穴,俗称"死穴",意思是在遭受到点击或击打后如果不及时救治,会有性命之忧。

腧穴可分为十四经穴、经外奇穴、阿是穴。

十四经穴又称经穴。分布于十二经脉和任、督二脉上的腧穴,是全身腧穴的主要部分。

经外奇穴又称奇穴。凡有一定的穴名,又有明确的部位及治疗作用,但尚未归入十四经脉系统的腧穴,称为奇穴。

阿是穴又称压痛点。它既无具体的名称,又无固定的定位,是以压痛点或其他反应点作为腧穴用以治疗的。

### 2.腧穴的命名

腧穴的各个名称均有其实在的含义,《千金翼方》指出:"凡诸孔穴,名不徒设,皆有深意。"历代医家以腧穴所居部位和作用为基础,结合自然界现象和医学理论等,采用取类比象的方法对腧穴命名。了解腧穴命名的含义,有助于熟悉、记忆腧穴的部位和治疗作用。

(1)**顺应天地、秉承天体地貌来命名**。如日月、上星、太乙、承山、大陵、商丘、丘墟、太溪、合谷、水沟、曲泽、曲池、涌泉、小海、四渎等穴位,就是根据自然界的天体名称如日、月、星、辰等和地貌名称如山、陵、丘、墟、溪、谷、沟、泽、池、泉、渎等,再结合腧穴所在部位的形态或气血流注的情况命名而来的。

(2)**参照动植物命名**。即根据动植物的名称,以形容腧穴所在部位的形象而命名,如伏兔、鱼际、犊鼻、鹤顶、攒竹等。

(3)**借助建筑物命名**。即根据建筑物来形容某些腧穴所在部位的形态或作用特点而命名,如天井、印堂、巨阙、脑户、屋翳、膺窗、库房、地仓、气户、梁门等。

(4)**根据所在部位命名**。既根据腧穴所在人体解剖部位而命名,如腕旁的腕骨,乳下的乳根,面部颧骨下的颧髎,第7颈椎棘突下的大椎等。

(5)**根据治疗作用命名**。即根据腧穴对某种病症的特殊治疗作用命名,如治目疾的睛明、光明,治水肿的水分、水道,治面瘫的牵正等。

(6)**结合中医学理论命名**。即根据腧穴部位或治疗作用,结合阴阳、脏腑、经络、气血等中医学理论命名,如阴陵泉、阳陵泉、心俞、肝俞、三阴交、三阳络、百会、气海、血海、神堂、魄户等。

## 三、腧穴的作用与取穴方法

### 1.腧穴的作用

(1)**近治作用**。这是所有腧穴主治作用中具有的共同特点。凡是腧穴均能治疗该穴所在部位及邻近组织、器官的疾病。

(2)**远治作用**。这是十四经腧穴主治作用的基本规律。在十四经腧穴中,尤其是十二经脉在四肢肘膝关节以下的腧穴,不仅能治疗局部病证,而且能治疗本经循行所涉及的远隔部位的组织、器官、脏腑的病症,甚至具有治疗全身疾患的作用。

(3)**特殊作用**。大量的临床实践已经证明,针刺某些腧穴,对机体的不同状态,可起着双相的良性调整作用。例如泄泻时,针刺天枢能止泻;便秘时,针刺天枢又能通便。此外,腧穴的治疗作用还具有相对的特异性,如大椎退热、至阴矫正胎位等,均是其特殊的治疗作用。

通过针灸、推拿等治疗方法刺激相应的腧穴,可以疏通经络、激发经气、调整气血运行,达到扶正祛邪的目的。刺激腧穴治疗疾病的作用不仅对局部脏腑、器官病症有效,而且对相应经脉循行路线上与该穴相距较远的脏腑、器官病症也有效果。这是腧穴的近治和远治作用。腧穴的远治作用,在十四经穴上反映尤其突出。

### 2.取穴方法

(1)骨度折量法是将人体的各个部位分成若干等分折量取穴的方法,每一等分作为1寸。

(2)以患者的手指作为标准尺度来量取穴位的方法,又称"手指同身寸取穴法"。因各人手指的长度、宽度与自身各部位存在一定的比例关系,因此,可以用手指比量来测量取穴。

**中指同身寸**:这是手指比量法中较常用的方法之一。中指弯曲时中节内侧两端横纹之间距离为1寸。

**拇指同身寸**:拇指第一关节的横度为1寸。适用于四肢部取穴曲的直寸。

**横指同身寸**:又称"一夫法"。示指、中指、无名指和小指并拢,以中指第二节纹线处四横并紧后的共同横行长度为"一夫",四指宽度为3寸。适用于下肢、腹部和背部取穴的直寸。

(3)根据人体体表各种标志(如凹陷、突起、缝隙、皱纹等)而取定穴位的方法又称"自然标志定位法"。如两眉之间取印堂穴,两乳之间的中点取膻中穴等。

# 第二章

## 手太阴肺经

SHOU TAI YIN FEI JING

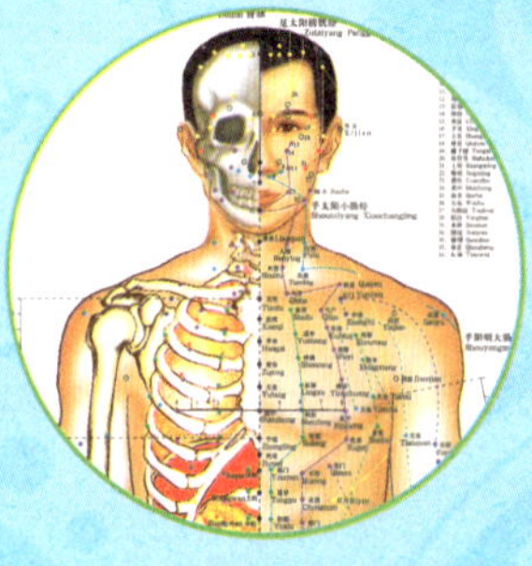

十二经脉之一。该经起自中焦（腹部），向下联络大肠，回过来沿着胃的上口贯穿膈肌，入属肺脏，从肺系（气管、喉咙）横行出胸壁外上方，走向腋下，沿上臂前外侧，至肘中后再沿前臂桡侧下行至寸口（桡动脉搏动处），又沿手掌大鱼际外缘出拇指桡侧端。其支脉从腕后桡骨茎突上方分出，经手背虎口部至示指桡侧端。脉气由此与手阳明大肠经相接。

### 主要病候

**脏腑病**：咳喘，上气，烦心，肺胀满，小便数频。

**经脉病**：胸满，缺盆痛，臑臂内前廉痛厥，掌中热。

## 1.云门穴

[定位] 该穴位于人体的胸外侧部，肩胛骨喙突上方，锁骨下窝凹陷处，距前正中线6寸。

[解剖] 有胸大肌，皮下有头静脉通过，深部有胸肩峰动脉分支；布有胸前神经的分支臂丛外侧束、锁骨上神经中后支。

[主治] 咳嗽，气喘，胸痛，肩背痛，胸中烦痛。

[配伍] 配中府、隐白、期门、肺俞、魂门、大陵，主治胸中痛。

[刺灸法] 向外斜刺0.5~0.8寸；可灸。

## 2.中府穴

[定位] 该穴位于人体的胸外侧部，云门下1寸，平第一肋间隙处，距前正中线6寸。

[解剖] 当胸大肌、胸小肌处，内侧深层为第一肋间内、外肌；上外侧有腋动、静脉，胸肩峰动、静脉；布有锁骨上神经中间支，胸前神经分支及第一肋间神经外侧皮支。

[主治] 咳嗽，气喘，肺胀满，胸痛，肩背痛。

[配伍] 配尺泽治咳嗽；配肩髎治肩痛。

[刺灸法] 向外斜刺或平刺0.5~0.8寸，不可向内深刺，以免伤及肺脏。

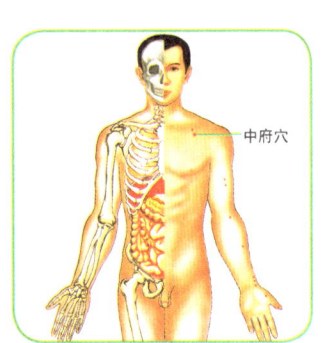

### 3.天府穴

[定位] 该穴位于人体的臂内侧面,肱二头肌桡侧缘,腋前纹头下3寸处。

[解剖] 肱二头肌外侧沟中;有头静脉及肱动、静脉分支;分布着臂外侧皮神经及肌皮神经。

[主治] 气喘,鼻衄,瘿气,臂痛。

[配伍] 配曲池治疗臂痛。

[刺灸法] 直刺0.5~0.8寸。

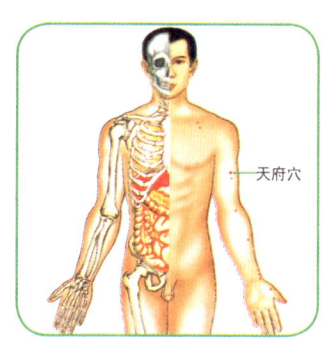
天府穴

### 4.侠白穴

[定位] 该穴位于人体的臂内侧面,肱二头肌桡侧缘,腋前纹头下4寸,或肘横纹上5寸处。

[解剖] 肱二头肌外侧沟中;当头静脉及桡动、静脉分支;分布有臂外侧皮神经,当肌皮神经经过处。

[主治] 咳嗽,气喘,干呕,烦满,臑痛。

[配伍] 配曲池、肩髎治肩臂痛。

[刺灸法] 直刺0.5~1寸。

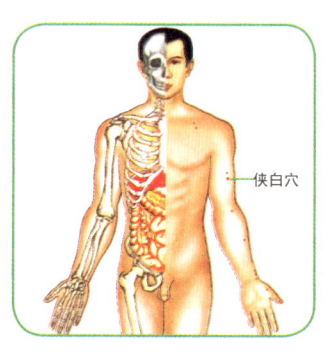
侠白穴

### 5.尺泽穴

[定位] 该穴位于人体的肘横纹中,肱二头肌腱桡侧凹陷处。

[解剖] 在肘关节,当肘二头肌腱之外方,肱桡肌起始部;有桡侧返动、静脉分支及头静脉;布有前臂外侧皮神经,直下为桡神经。

[主治] 咳嗽,气喘,咯血,潮热,胸部胀满,咽喉肿痛,小儿惊风,吐泻,肘臂挛痛。

[配伍] 配太渊、经渠治咳嗽,气喘;配孔最治咯血,潮热;配曲池治肘臂挛痛。

[刺灸法] 直刺0.8~1寸;或点刺出血。

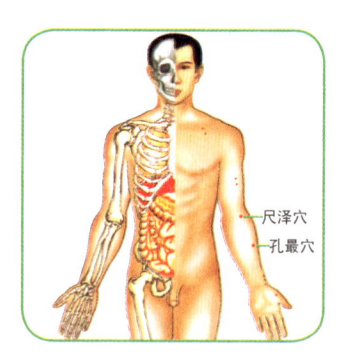
尺泽穴
孔最穴

### 6.孔最穴

[定位] 该穴位于人体的前臂掌面桡侧,当尺泽与太渊连线上,腕横纹上7寸处。

[解剖] 有肱桡肌,在旋前圆肌上端之外缘,桡侧腕长、短伸肌的内缘;有头静脉、桡动、静脉;布有前臂外侧皮神经,桡神经浅支。

[主治] 咳嗽，气喘，咯血，咽喉肿痛，肘臂挛痛，痔疾。
[配伍] 配肺俞、尺泽治咳嗽，气喘；配鱼际治咳血。
[刺灸法] 直刺0.5~0.8寸。

### 7. 列缺穴

[定位] 该穴位于人体的前臂桡侧缘，桡骨茎突上方，腕横纹上1.5寸，当肱桡肌与拇长展肌腱之间。

[解剖] 在肱桡肌腱与拇长展肌腱之间，桡侧腕长伸肌腱内侧；有头静脉，桡动、静脉分支；布有前臂外侧皮神经和桡神经浅支的混合支。

[主治] 伤风，头痛，项强，咳嗽，气喘，咽喉肿痛，口眼歪斜，齿痛。

[配伍] 配合谷治伤风头痛；配肺俞治咳嗽气喘。

[刺灸法] 向上斜刺0.3~0.5寸。

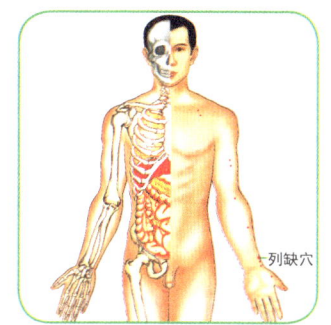
列缺穴

### 8. 经渠穴

[定位] 该穴位于人体的前臂掌面桡侧，桡骨茎突与桡动脉之间凹陷处，腕横纹上1寸。

[解剖] 桡侧腕屈肌腱的外侧，有旋前方肌当桡动、静脉外侧处；布有前臂外侧皮神经和桡神经浅支混合支。

[主治] 咳嗽，气喘，胸痛，咽喉肿痛，手腕痛。

[配伍] 配肺俞、尺泽治咳嗽。

[刺灸法] 避开桡动脉，直刺0.1~0.3寸。

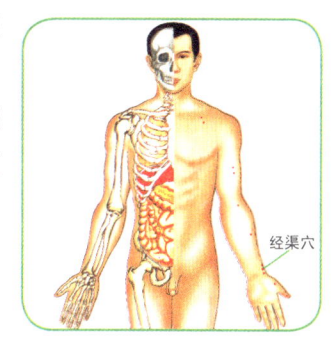
经渠穴

### 9. 太渊穴

[定位] 该穴位于人体的腕掌侧横纹桡侧，桡动脉搏动处。

[解剖] 桡侧腕屈肌腱的外侧，拇展长肌腱内侧；有桡动、静脉；布有前臂外侧皮神经和桡神经浅支混合支。

[主治] 咳嗽，气喘，咳血，胸痛，咽喉肿痛，腕臂痛，无脉症。

[配伍] 配尺泽、鱼际、肺俞治咳嗽，咳血，胸痛；配人迎治无脉症。

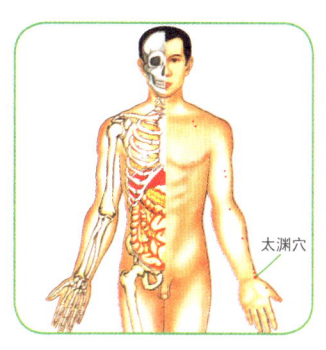
太渊穴

［刺灸法］避开桡动脉，直刺0.3~0.5寸。

### 10.鱼际穴

［定位］该穴位于人体的手拇指本节（第一掌指关节）后凹陷处，约当第一掌骨中点桡侧，赤白肉际处。

［解剖］有拇短展肌和拇指对掌肌；血管当拇指静脉回流支；布有前臂外侧皮神经和桡神经浅支混合支。

［主治］咳嗽，咳血，咽喉肿痛，失音，发热。

［配伍］配孔最、尺泽治咳嗽，咳血；配少商治咽喉肿痛。

［刺灸法］直刺0.5~0.8寸。

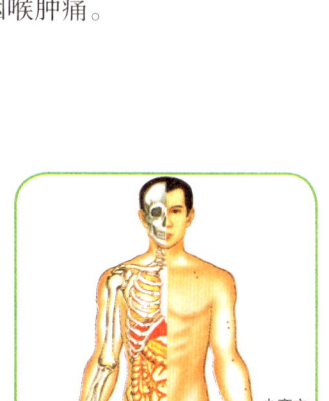

鱼际穴

### 11.少商穴

［定位］该穴位于人体的手拇指末节桡侧，距指甲角0.1寸。

［解剖］有指掌固有动、静脉所形成的动、静脉网；布有前臂外侧皮神经和桡神经浅支混合支，正中神经的掌侧固有神经的末梢神经网。

［主治］咽喉肿痛，咳嗽，鼻衄，发热，昏迷，癫狂。

［配伍］三棱针点刺出血，配合谷治咽喉肿痛；配中冲治昏迷，发热。

［刺灸法］浅刺0.1寸，或点刺出血。

少商穴

# 第三章

## 足太阴脾经

ZU TAI YIN PI JING

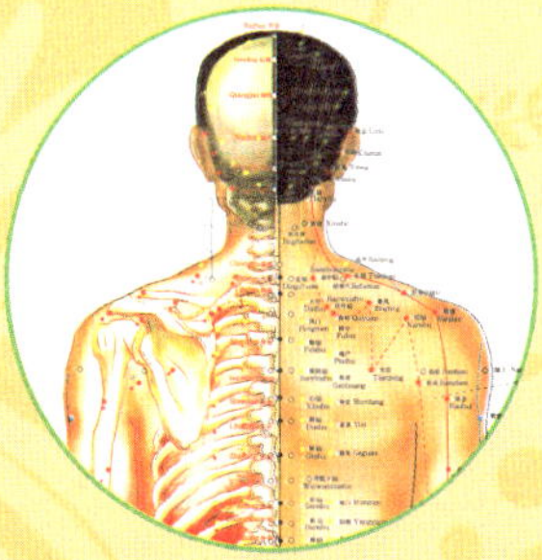

# 第三章 足太阴脾经

本经起于足大趾内侧端隐白穴，沿内侧赤白肉际上行，过内踝的前缘，沿小腿内侧正中线上行，在内踝上8寸处，交出足厥阴肝经之前，上行沿大腿内侧前缘，进入腹部，属脾，络胃。向上穿过膈肌，沿食道两旁，连舌本，散舌下。其分支从胃别出，上行通过膈肌，注入心中，经气于此与手少阴心经相接。

属于足太阴脾经的腧穴。据《针灸甲乙经》及《医宗金鉴》等书载述，足太阴脾经所属穴计有：隐白、大都、太白、公孙、商丘、三阴交、漏谷、地机、阴陵泉、血海、箕门、冲门、府舍、腹结、大横、腹哀、食窦、天溪、胸乡、周荣、大包。共二十一穴。

## 主要病候

脾经失调主要与运化功能失调有关。脾经出现问题，会出现腹胀、便溏、下痢、胃脘痛、嗳气、身重无力等。此外，舌根强痛，下肢内侧肿胀等均显示脾经失调。

### 1.隐白穴

[定位] 该穴位于人体的足大趾末节内侧，距趾甲角0.1寸。

[解剖] 有趾背动脉；为腓浅神经的足背支及足底内侧神经。

[主治] 腹胀，便血，尿血，月经过多，崩漏，癫狂，多梦，惊风。

[配伍] 配地机、三阴交治疗出血症。

[刺灸法] 浅刺0.1寸。

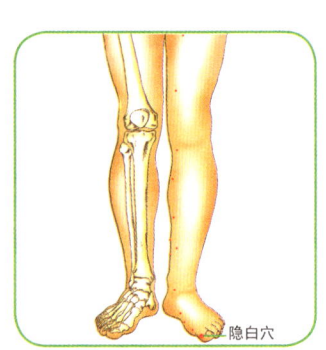

### 2.大都穴

[定位] 该穴位于人体的足内侧缘，当足大趾本节（第1跖趾关节）前下方赤白肉际凹陷处。

[解剖] 在拇展肌止点；有足底内侧动、静脉的分支；布有足底内侧神经的趾底固有神经。

[主治] 腹胀，胃痛，呕吐，泄泻，便秘，热病。

[配伍] 配足三里治腹胀。

[刺灸法] 直刺0.3~0.5寸。

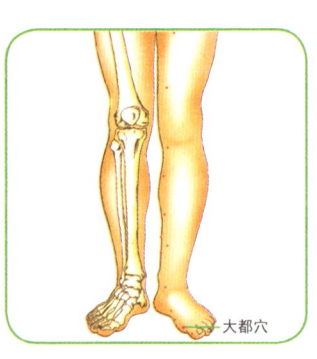

### 3. 太白穴

[定位] 该穴位于人体的足内侧缘, 当足大趾本节（第1跖骨关节）后下方赤白肉际凹陷处。

[解剖] 在拇展肌中; 有足背静脉网, 足底内侧动脉及足跗内侧动脉分支; 布有隐神经及腓浅神经分支。

[主治] 胃痛, 腹胀, 肠鸣, 泄泻, 便秘, 痔漏, 脚气, 关节痛。

[配伍] 配中脘、足三里治胃痛。

[刺灸法] 直刺0.5~0.8寸。

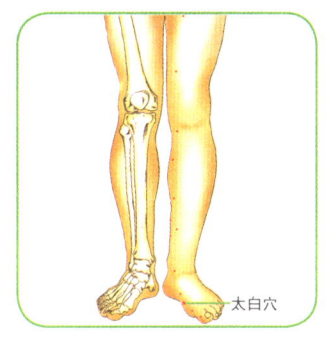
太白穴

### 4. 公孙穴

[定位] 该穴位于人体的足内侧缘, 当第1跖骨基底部的前下方。

[解剖] 在拇展肌中; 有跗内侧动脉分支及足背静脉网; 布有隐神经及腓浅神经分支。

[主治] 胃痛, 呕吐, 腹痛, 泄泻, 痢疾。

[配伍] 配中脘、内关治胃酸过多、胃痛。

[刺灸法] 直刺0.6~1.2寸。

### 5. 商丘穴

[定位] 该穴位于人体的足内踝前下方凹陷中, 当舟骨结节与内踝尖连线的中点处。

[解剖] 有跗内侧动脉, 大隐静脉; 布有隐神经及腓浅神经分支丛。

[主治] 腹胀, 泄泻, 便秘, 黄疸, 足踝痛。

[配伍] 配气海、足三里治腹胀肠鸣。

[刺灸法] 直刺0.5~0.8寸。

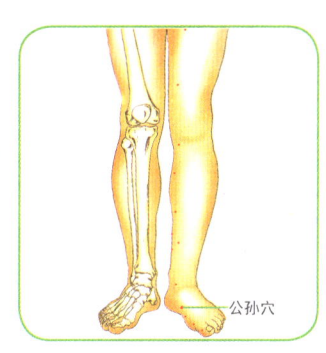
三阴交穴
商丘穴

### 6. 三阴交穴

[定位] 该穴位于人体的小腿内侧, 当足内踝尖上3寸, 胫骨内侧缘后方。

[解剖] 在胫骨后缘和比目鱼肌之间, 深层有屈趾长肌; 有大隐静脉, 胫后动、静脉; 有小腿内侧皮神经, 深层后方有胫神经。

[主治] 肠鸣腹胀, 泄泻, 月经不调, 带下, 阴挺, 不孕, 滞产, 遗精, 阳

痿，遗尿，疝气，失眠，下肢痿痹，脚气。

［配伍］配足三里治肠鸣泄泻；配中极治月经不调；配子宫治疗阴挺；配大敦治疝气；配内关、神门治失眠。

［刺灸法］直刺1~1.5寸。

### 7.漏谷穴

［定位］该穴位于人体的小腿内侧，当内踝尖与阴陵泉的连线上，距内踝尖6寸，胫骨内侧缘后方。

［解剖］在胫骨后缘与比目鱼肌之间，深层有屈趾长肌；有大隐静脉，肢后动、静脉；有小腿内侧皮神经，深层内侧后方有胫神经。

［主治］腹胀，肠鸣，小便不利，遗精，下肢痿痹。

［配伍］配足三里治腹胀肠鸣。

［刺灸法］直刺1~1.5寸。

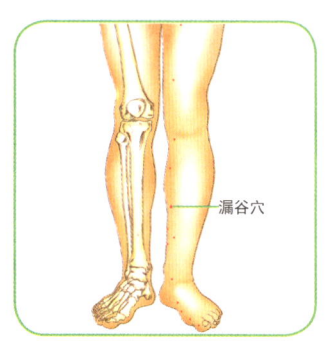

漏谷穴

### 8.地机穴

［定位］该穴位于人体的小腿内侧，当内踝尖与阴陵泉的连线上，阴陵泉下3寸。

［解剖］在胫骨后缘与比目鱼肌之间；前方有大隐静脉及膝最上动脉的末支，深层有胫后动、静脉；布有小腿内侧皮神经，深层后方有胫神经。

［主治］腹痛，泄泻，小便不利，水肿，月经不调，痛经，遗精。

［配伍］配三阴交治痛经；配隐白治崩漏。

［刺灸法］直刺1~1.5寸。

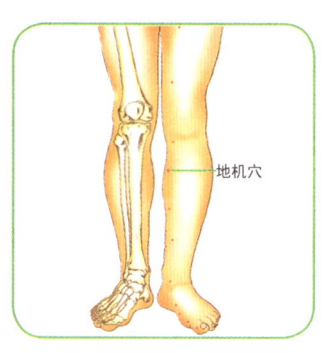

地机穴

### 9.阴陵泉穴

［定位］该穴位于人体的小腿内侧，当胫骨内侧踝后下方凹陷处。

［解剖］在胫骨后缘和腓肠肌之间，比目鱼肌起点上；前方有大隐静脉，膝最上动脉，最深层有胫后动、静脉；布有小腿内侧皮神经本干，最深层有胫神经。

［主治］腹胀，泄泻，水肿，黄疸，小便不利或失禁，膝痛。

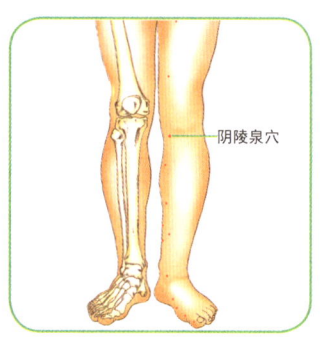

阴陵泉穴

[配伍] 配肝俞、至阳治黄疸；阴陵泉透阳陵泉治膝痛。

[刺灸法] 直刺1~2寸。

## 10.血海穴

[定位] 屈膝，该穴位于人体的大腿内侧，髌底内侧端上2寸，当股四头肌内侧头的隆起处。

[解剖] 在股骨内上髁上缘，股内侧肌中间；有股动、静脉肌支；布有股前皮神经及股神经肌支。

[主治] 月经不调，崩漏，经闭，瘾疹，湿疹，丹毒。

[配伍] 配三阴交穴治月经不调；配曲池穴治瘾疹。

[刺灸法] 直刺1~1.5寸。

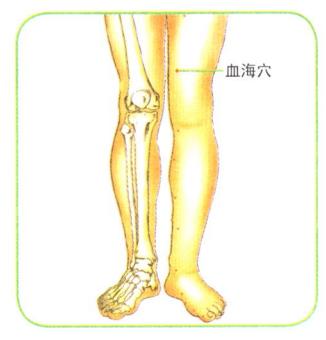

## 11.箕门穴

[定位] 该穴位于人体的大腿内侧，当血海穴与冲门穴连线上，血海穴上6寸。

[解剖] 在缝匠肌内侧缘，深层有大收肌；有大隐静脉，深层之外方有股动、静脉；布有股前皮神经，深部有隐神经。

[主治] 小便不利，遗尿，腹股沟肿痛。

[配伍] 配太冲穴腹股沟疼痛。

[刺灸法] 避开动脉，直刺0.5~1寸。

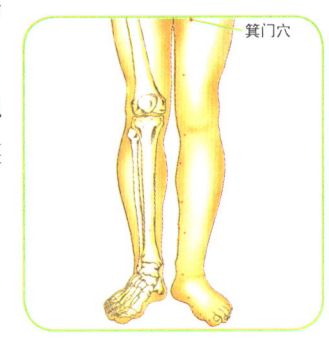

## 12.冲门穴

[定位] 该穴位于人体的腹股沟外侧，距耻骨联合上缘中点3.5寸，当髂外动脉搏动处的外侧。

[解剖] 在腹股沟韧带中点外侧的上方，在腹外斜肌腱膜及内斜肌下部；内侧为股动、静脉；布有股神经。

[主治] 尿潴留，睾丸炎，精索神经痛，子痫，子宫内膜炎，乳腺炎，乳少，胃肠痉挛。

[配伍] 配大敦穴治疝气。

[刺灸法] 避开动脉，直刺0.5~1寸。

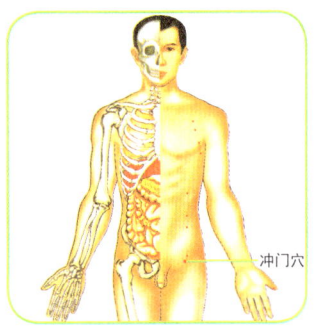

### 13.府舍穴

[定位] 该穴位于人体的下腹部，当脐中下4寸，冲门穴上方0.7寸，距前正中线4寸。

[解剖] 在腹股沟韧带上方外侧，腹外斜肌腱膜及腹内斜肌下部，深层为腹横肌下部；布有腹壁浅动脉，肋间动、静脉；布有髂腹股沟神经（右当盲肠下部，左当乙状结肠下部）。穴下为皮肤、皮下组织、腹外斜肌腱膜、腹内斜肌和腹横肌、腹横筋膜、腹膜下筋膜。皮肤由髂腹下神经的前皮支分布。皮下组织内有旋髂浅动、静脉。在腹内斜肌和腹横肌之间，有髂腹下神经和髂腹股沟神经由上外方向内下方走行。腹腔内，穴位对应器官有盲肠与阑尾（右侧），乙状结肠（左侧）。

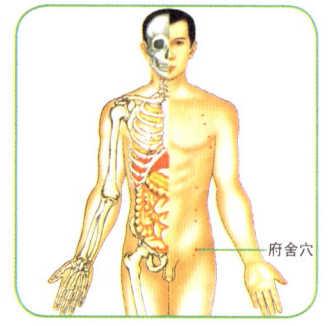

[主治] 肠炎，阑尾炎，脾肿大，便秘，腹股沟淋巴结炎，附件炎，睾丸炎。

[配伍] 配气海穴治腹痛。

[刺灸法] 直刺1~1.5寸。

### 14.腹结穴

[定位] 该穴位于人体的下腹部，大横穴下1.3寸，距前正中线4寸。

[解剖] 在腹内、外斜肌及腹横肌肌部；有第十一肋间动、静脉；布有第十一肋间神经。穴下为皮肤、皮下组织、腹外斜肌、腹内斜肌、腹横肌、腹横筋膜、腹膜下筋膜。

[主治] 蛔虫症，肠炎，腹膜炎，痢疾，支气管炎，阳痿，脚气。

[配伍] 配气海穴、天枢穴治腹痛。

[刺灸法] 直刺1~2寸。

### 15.大横穴

[定位] 该穴位于人体的腹中部，距脐中4寸。

[解剖] 在腹外斜肌肌部及腹横肌肌部；布有第十一肋间动、静脉；布有第十二肋间神经。穴下为皮肤、皮下组织、腹外斜肌、腹内斜肌、腹横肌、腹横筋膜、腹膜下筋膜。皮肤由第九、十、十一肋间经神的前皮支重叠分布。皮下筋膜渐薄，内有腹壁浅动、静脉及胸神经前支和外侧支。腹肌由胸神经和第一腰神经前支支配。

[主治] 肠炎,习惯性便秘,久痢,肠麻痹,肠寄生虫,四肢痉挛,流行性感冒。
[配伍] 配天枢穴、足三里穴治腹痛。
[刺灸法] 直刺1~2寸。

### 16.腹哀穴

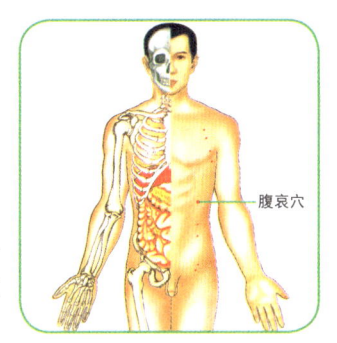

[定位] 该穴位于人体的上腹部,当脐中上3寸,距前正中线4寸。

[解剖] 在腹内外斜肌及腹横肌肌部;布有第八肋间动、静脉;布有第八肋间神经。穴下为皮肤、皮下组织、腹外斜肌、腹内斜肌、腹横肌、腹横筋膜、腹膜下筋膜。皮肤由第八、九、十肋间神经的前皮支重叠分布。皮下组织内有胸腹壁浅静脉及皮神经经过。深筋膜的下面有胸外侧动、静脉经过。腹腔内穴位相对应的器官有胆囊底、肝(右侧,一般成人肝下缘不超过肋弓)、胃(左侧)。针若经上列结构后,穿经其深面的腹膜腔,可达左右侧在腹腔内相对器官,可造成内出血(尤其对有出血倾向的人),或胃内容物或胆汁随针路溢出,形成腹膜炎,所以该穴不可深刺,更不能提插。

[主治] 绕脐痛,消化不良,痢疾,胃溃疡,胃痉挛,胃酸过多或减少,消化不良,便秘,肠出血。

[配伍] 配气海穴治肠鸣。

[刺灸法] 直刺1~1.5寸。

### 17.食窦穴

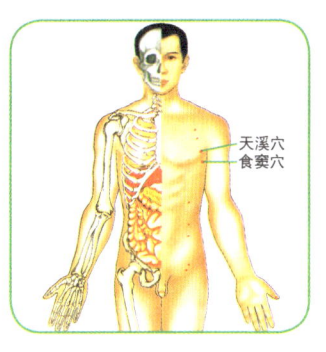

[定位] 该穴位于人体的胸外侧部,当第五肋间隙,距前正中线6寸。

[解剖] 在第五肋间隙,前锯肌中,深层有肋间内、外肌;布有胸外侧动、静脉,胸腹壁动、静脉;布有第五肋间神经外侧皮支。

[主治] 胸胁胀痛,噫气,翻胃,腹胀,水肿。

[配伍] 配膻中穴治胸胁胀痛。

[刺灸法] 斜刺或向外平刺0.5~0.8寸。

### 18.天溪穴

[定位] 该穴位于人体的胸外侧部,当第四肋间隙,距前正中线6寸。

[解剖] 在第四肋间隙,胸大肌外下缘,下层为前锯肌,再深层为肋间内、外肌;有胸外侧动、静脉分支,胸腹壁动、静脉;第四肋间动、静脉;布有第四肋间神经。

[主治] 肺炎，支气管炎，哮喘，胸膜炎；乳汁分泌不足，肋间神经痛。

[配伍] 配膻中穴治胸肋疼痛。

[刺灸法] 斜刺或向外平刺0.5~0.8寸。

### 19.胸乡穴

[定位] 该穴位于人体的胸外侧部，当第三肋间隙，距前正中线6寸。

[解剖] 在第三肋间隙，胸大肌、胸小肌外缘，前锯肌中，下层为肋间内、外肌；有胸外侧动、静脉，第三肋间动、静脉；布有第三肋间神经。

[主治] 肺炎，支气管哮喘，胸膜炎；肋间神经痛，膈肌痉挛等。

[配伍] 配膻中穴治胸肋胀痛。

[刺灸法] 斜刺或向外平刺0.5~0.8寸。

### 20.周荣穴

[定位] 该穴位于人体的胸外侧部，当第二肋间隙，距前正中线6寸。

[解剖] 在第二肋间隙，胸大肌中，下层为胸小肌，肋间内、外肌；有胸外侧动、静脉，第二肋间动、静脉；布有胸前神经分支，正当第一肋间神经。

[主治] 支气管炎，肺炎，胸膜炎，肺脓肿，支气管扩张；食道狭窄，膈肌痉挛，肋间神经痛。

[配伍] 配膻中穴治胸肋胀满。

[刺灸法] 斜刺或向外平刺0.5~0.8寸。

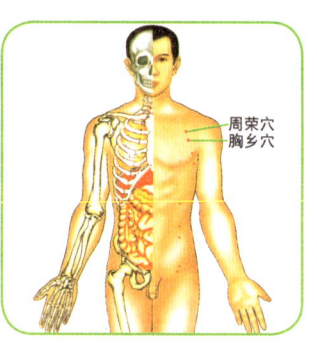

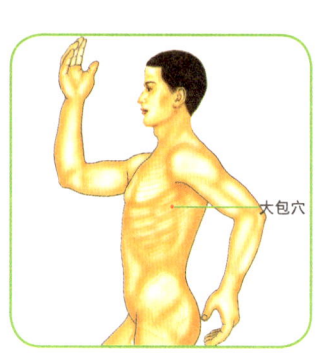

### 21.大包穴

[定位] 该穴位于人体的侧胸部，腋中线上，当第六肋间隙处。

[解剖] 在第六肋间隙，前锯肌中；有胸背动、静脉及第六肋间动、静脉；布有第六肋间神经，当胸长神经直系的末端。

[主治] 气喘，哮喘，胸闷，心内膜炎，胸膜炎，肋间神经痛，胸胁病等呼吸系统疾病，全身疼痛，四肢无力，食多身瘦。

[配伍] 胸肋痛：配三阳络穴、阳辅穴、足临泣穴。食多身瘦：配脾俞穴、章门穴。

[刺灸法] 斜刺或向后平刺0.3~0.5寸。治颈部扭伤可向上斜刺，局部大包穴酸胀。可灸，艾炷灸3壮，艾条灸10~20分钟。（注意：严禁深刺，以防刺伤肺脏。）

# 第四章

## 手厥阴心包经

SHOU JUE YIN XIN BAO JING

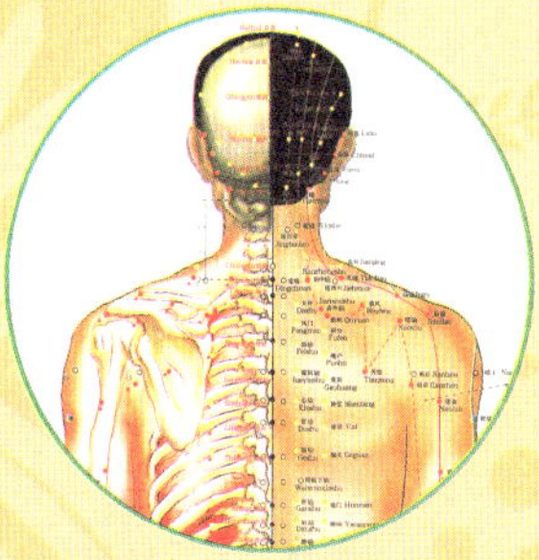

# 第四章 手厥阴心包经

本经起于胸中,出属心包络,向下穿过膈肌,络于上、中、下三焦。其分支从胸中分出,出胁部当腋下3寸处天池穴,向上至腋窝下,沿上肢内侧中线入肘,过腕部,入掌中,沿中指桡侧至末端中冲穴。另一分支从掌中分出,沿无名指尺侧端行,经气于关冲穴与手少阳三焦经相接。

手厥阴心包经穴,归属于手厥阴心包经的腧穴。据《针灸甲乙经》及《医宗金鉴》等书载述,手厥阴心包经所属穴计有:天池、天泉、曲泽、郄门、间使、内关、大陵、劳宫、中冲。共九穴。

### 主要病候

手心热、臂肘挛急、腋下肿胀、胸胁胀满、心痛、面赤、烦心、喜笑不休等。

## 1.天池穴

[定位] 该穴位于人体的胸部,当第四肋间隙,乳头外1寸,前正中线旁开5寸。

[解剖] 有胸腹壁静脉,胸外动、静脉分支。分布着胸前神经肌支及第四肋间神经。

[主治] 胸闷,胁痛,腋下肿痛。现多用于心绞痛,腋窝淋巴腺炎,肋间神经痛,乳腺炎,乳汁分泌不足等。

[配伍] 配列缺、丰隆治咳嗽;配内关治心痛;配支沟治胁肋痛。

[刺灸法] 斜刺0.2~0.4寸,不可深刺;可灸。

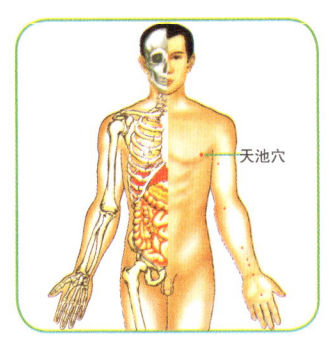

天池穴

## 2.天泉穴

[定位] 该穴位于人体的臂内侧,当腋前纹头下2寸,肱二头肌的长、短头之间。

[解剖] 有肱动、静脉肌支。为臂内侧皮神经及肌皮神经分布处。

[主治] 心痛,胁胀,咳嗽,胸壁及上臂内侧痛。现多用于心动过速,支气管炎,肋间神经痛,膈肌痉挛等。

[配伍] 配内关、通里治心痛、心悸;配肺俞、支沟治咳嗽、胸胁痛;配侠白、曲池、外关治上肢痿、痹、瘫、痛。

[刺灸法] 直刺0.5~0.7寸;可灸。

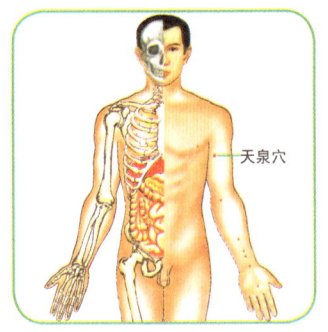

天泉穴

### 3.曲泽穴

[定位] 该穴位于人体的肘横纹中，当肱二头肌腱的尺侧缘。

[解剖] 当肱动、静脉处。分布着正中神经本干。

[主治] 心痛，心悸，热病，烦躁，胃痛，呕吐，肘臂痛，手臂震颤。现多用于风湿性心脏病，小儿舞蹈病，急性胃肠炎，支气管炎，中暑等。

[配伍] 配神门、鱼际治呕血；配内关、大陵治心胸痛；配大陵、心俞、厥阴俞治心悸、心痛；配少商、尺泽、曲池治疗肘臂挛急、肩臂痛。

[刺灸法] 直刺0.5~0.7寸或三棱针点刺出血；可灸。

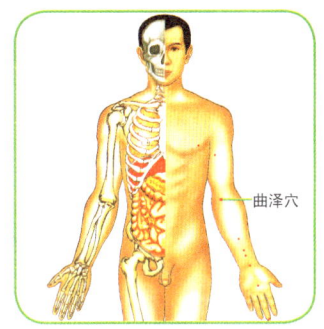

### 4.郄门穴

[定位] 该穴位于人体的前臂掌侧，当大陵与曲泽的连线上，腕横纹上5寸。当掌长肌腱与桡侧腕屈肌腱之间。

[解剖] 有前臂正中动、静脉，深层为前臂掌侧骨间动、静脉。分布着前臂内侧皮神经，深层为正中神经，最深层为前臂掌侧骨间神经。

[主治] 心痛，心悸，衄血，呕血，咳血，胸痛，疔疮，痫证。现多用于心肌炎，风湿性心脏病，心绞痛，胸膜炎，精神病，膈肌痉挛等。

[配伍] 配大陵治咯血；配曲泽、大陵治心痛；配梁丘、足三里、太冲治神经性呕吐；配内关治急性缺血性质心肌损伤。

[刺灸法] 直刺0.5~1.0寸；可灸。

### 5.间使穴

[定位] 该穴在人体的前臂掌侧，当大陵与曲泽的连线上，腕横纹上3寸。当掌长肌腱与桡侧腕屈肌腱之间。

[解剖] 有前臂正中动、静脉，深层为前臂掌侧骨间动、静脉。分布着前臂内侧皮神经，前臂外侧皮神经，正中神经掌皮支，最深层有前臂掌侧骨间神经。

[主治] 心痛，心悸，胃痛，呕吐，热病，烦躁，疟疾，癫狂，痫证，腋肿，肘臂挛痛。现多用于心肌炎，风湿性心脏病，荨麻疹，癔病，精神分裂症，胃炎，子宫内膜炎等。

[配伍] 配支沟治疟疾；配尺泽治反胃、呕吐、呃逆；配水沟、太冲治癔病；配腰奇治癫痫。

[刺灸法] 直刺0.5~1.0寸；可灸。

### 6.内关穴

[定位] 该穴位于人体的前臂掌侧，当大陵与曲泽的连线上，腕横纹上2寸。当掌长肌腱与桡侧腕屈肌腱之间。

[解剖] 血管、神经分布同间使。

[主治] 心痛，心悸，胸闷，胁痛，胃痛，恶心，呕吐，呃逆，癫狂，痫证，失眠，热病，烦躁，疟疾，肘臂挛痛。现多用于风湿性心脏病，心肌炎，心绞痛，心动过速，心律不齐，胃炎，膈肌痉挛，急性胆囊炎，癔症，癫痫，甲状腺功能亢进，血管性头痛，血栓闭塞性脉管炎，疟疾等。

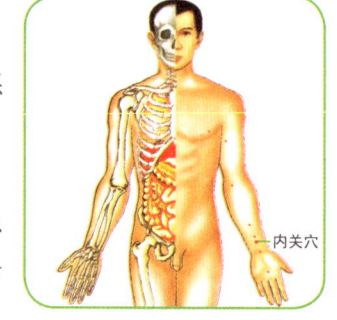

[配伍] 配公孙治肚痛；配膈俞治胸满肢肿；配中脘、足三里治胃脘痛、呕吐、呃逆；配外关、曲池治上肢不遂、手震颤；配患侧悬厘治偏头痛；配建里除胸闷。

[刺灸法] 直刺0.5~0.8寸；可灸。

### 7.大陵穴

[定位] 该穴位于人体的腕横纹的中点处，当掌长肌腱与桡侧腕屈肌腱之间。

[解剖] 有腕掌侧动、静脉网。深层为正中神经本干。

[主治] 心痛，心悸，胃痛，呕吐，癫狂，痫证，胸闷，胁痛，惊悸，失眠，烦躁，口臭。现多用于心动过速，胃炎，扁桃体炎，精神分裂症，腕关节及周围软组织疾患等。

[配伍] 配劳宫治心绞痛、失眠；配外关、支沟治腹痛、便秘；配水沟、间使、心俞、丰隆治癫、狂、痫、惊悸。

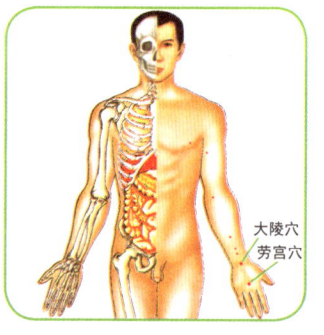

[刺灸法] 直刺0.3~0.5寸；可灸。

### 8.劳宫穴

[定位] 该穴位于人体的手掌心，当第二、三掌骨之间偏于第三掌骨，握拳屈肘时向中指尖处。

[解剖] 有指掌侧总动脉。分布着正中神经的第二指掌侧总神经。

[主治] 心痛，癫狂，痫症，口疮，口臭，鹅掌风，呕吐，翻胃。现多用于心绞痛，口腔炎，小儿惊厥，癔症，精神分裂症，手掌多汗症，手指麻木，高血压等。

[配伍]配后溪治三消、黄疸；配涌泉治癫痫。

[刺灸法]直刺0.3~0.5寸；可灸。

### 9.中冲穴

[定位]该穴位于人体的手中指末节尖端中央。

[解剖]有指掌侧固有动、静脉所形成的动、静脉网。分布着正中神经之指掌侧固有神经。

[主治]心痛，心烦，昏厥，舌强肿痛，热病，中暑，惊厥，掌中热。

[配伍]配内关、水沟治小儿惊风，中暑，中风昏迷等；配金津、玉液、廉泉治舌强不语，舌本肿痛；配商阳治耳聋时不闻音。

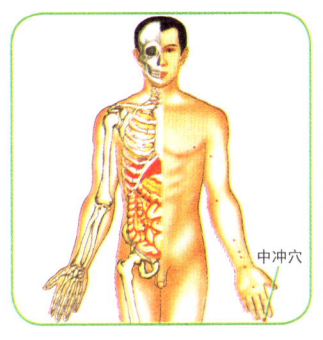

中冲穴

[刺灸法]浅刺0.1寸，或三棱针点刺出血；可灸。

# 第五章

## 足厥阴肝经

ZU JUE YIN GAN JING

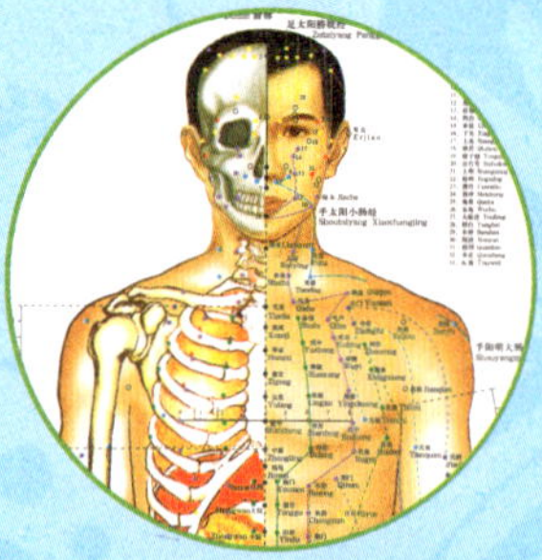

足厥阴肝经，简称肝经。十二经脉之一。足厥阴肝经起于足大趾爪甲后丛毛处（大敦穴），沿足背内侧向上，经过内踝前1寸处（中封穴），上行小腿内侧（经过足太阴脾经的三阴交），至内踝上8寸处交出于足太阴脾经的后面，至膝内侧（曲泉穴）沿大腿内侧中线，进入阴毛中，环绕过生殖器，至小腹，夹胃两旁，属于肝脏，联络胆腑，向上通过横膈，分布于胁肋部，沿喉咙之后，向上进入鼻咽部，连接目系（眼球连系于脑的部位），向上经前额到达巅顶与督脉交会。其分支从肝分出，穿过膈肌，向上注入肺，经气由此处与手太阴肺经相接。

## 主要病候

肝病、妇科、前阴病以及经脉循行部位的其他病证。如腰痛，胸满，呃逆，遗尿，小便不利，疝气，少腹肿等证。

### 1.大敦穴

[定位] 该穴位于人体的足大指末节外侧，距趾甲角0.1寸。

[解剖] 有足趾背动、静脉；布有腓神经的趾背神经。

[主治] 疝气，缩阴，阴中痛，月经不调，血崩，尿血，癃闭，遗尿，淋疾，癫狂，痫证，少腹痛。

[配伍] 配内关、水沟治癫、狂、痫和中风昏仆；配膻中、天突、间使治梅核气。

[刺灸法] 斜刺0.1~0.2寸，或用三棱针点刺出血；可灸。

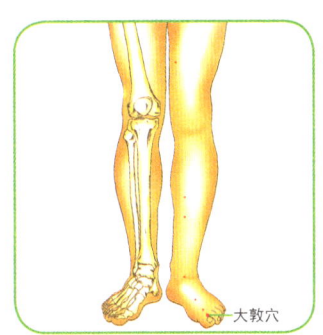

### 2.行间穴

[定位] 该穴位于人体的足背侧第一、二趾间，趾蹼缘的后方赤白肉际处。

[解剖] 有趾背动、静脉；布有腓深神经的趾背神经。

[主治] 宿醉不适、眼部疾病、腿抽筋、夜尿症、肝脏疾病、腹气上逆、肋间神经痛、月经过多、黏膜炎、闭经、痛经、白带，阴中痛，遗尿，淋疾，疝气，胸胁满痛，呃逆，咳嗽，洞泻，头痛，眩晕，目赤痛，青盲，中风，癫痫，瘰疬，失眠，口歪，膝肿，下肢内侧痛，足跗肿痛。

[配伍] 配睛明穴治青光眼、降眼压；配太冲穴、合谷穴、风池穴、百会穴治肝火上炎、头痛、眩晕、衄血；配中脘穴、肝俞穴、胃

俞穴治肝气犯胃之胃痛；配中府穴、孔最穴治肝火犯肺干咳或咯血。

［刺灸法］直刺0.5~0.8寸；可灸。

### 3.太冲穴

［定位］该穴位于人体的足背第一~二跖骨间隙的后方凹陷处。当行间后2寸。

［解剖］肌肉：踇长伸肌腱外缘、第一骨间背侧肌、踇收肌斜头；神经：腓深神经的跖背侧神经，深层为胫神经足底内侧神经；血管：足背静脉网、第一跖背侧动脉。

［主治］头痛，眩晕，目昏，目痒，目赤痛，迎风流泪，唇歪，喉痛，嗌干，咽喉气梗，胁痛，腹痛，疝痛，阴部痛，阴缩，癃闭，遗尿，淋病，惊痫，腹中雷鸣，呕逆不食，飧泄，胁下支满，少腹满，大便难，黄疸，腰痛，寒湿脚气痛，股膝肿痛，行步难移，产后汗出不止，漏下，月水不通，乳痈，肝炎，高血压，神经衰弱，功能失调性子宫出血，滞产，月经不调，乳腺炎，乳腺增生，肋间神经痛，近视，视力减退，青光眼，结膜炎，血小板减少症，面肌痉挛，手指震颤，震颤性麻痹，癔症。

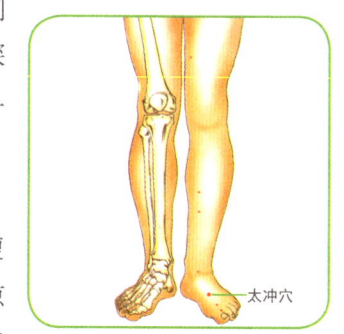
太冲穴

［配伍］配大敦治七疝；泻太冲撞、补太溪、复溜治肝阳上亢之眩晕；配合谷为开四关又治四肢抽搐；配肝俞、膈俞、太溪、血海治贫血、羸瘦；配间使、鸠尾、心俞、肝俞治癫狂痫。

［刺灸法］直刺0.5~0.8寸，或透向涌泉。艾炷灸3~5壮，艾条温灸5~10分钟。

### 4.中封穴

［定位］该穴位于人体的足背，内踝前，商丘与解溪连线之间，胫骨前肌腱内侧凹陷处。

［解剖］肌肉：胫骨前肌腱、踇长伸肌腱；神经：足背内侧皮神经分支、隐神经；血管：足背静脉网。

［主治］肝病，胁痛，身黄有微热，不嗜食，绕脐痛，疝痛，鼓胀，虚劳，遗精，遗尿，小便不利，阴暴痛，阴缩入腹引痛，腰痛，足厥冷，内踝肿痛，行步艰难，嗌干，喉肿，肝炎、黄疸、足痛。

[配伍]配胆俞、阳陵泉、太冲、内庭泄热舒肝，治黄疸、疟疾；配足三里、阴廉治阴缩入腹、阴茎痛、遗精、淋证、小便不利。

[刺灸法]向足跟方向刺入0.3~0.5寸；艾炷灸3~5壮，艾条温灸5~10分钟。

## 5.蠡沟穴

[定位]该穴位于人体的小腿内侧，内踝尖上五寸，胫骨内侧面中。当内踝尖与地机穴连线中点。

[解剖]肌肉：趾长屈肌、胫骨后肌；神经：隐神经前支；血管：大隐静脉。

[主治]肝病、胁痛、少腹痛、疝痛、风疹、阴挺、月经不调、崩漏、带下、遗尿、小便不利、睾丸肿痛、阳强、数噫、嗌中有热、腰痛、背拘急不可俯仰、足胫酸寒；肝炎、湿疹、阴痒、睾丸炎、子宫内膜炎、性功能亢进。

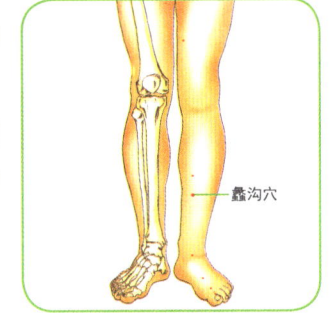
蠡沟穴

[配伍]配百虫窝、阴陵泉、三阴交治滴虫性阴道炎；配中都、地机、中极、三阴交治月经不调、带下症、睾丸炎；配大敦、气冲治睾肿、卒疝、赤白带下。

[刺灸法]向上方或下方沿皮刺0.5~0.8寸，或沿胫骨后缘直刺0.5~0.8寸。艾炷灸1~3壮，艾条温灸3~5分钟。

## 6.中都穴

[定位]该穴位于人体的小腿内侧面，内踝尖直上七寸，胫骨内侧面中；当蠡沟直上二寸。

[解剖]肌肉：比目鱼肌前方；神经：隐神经中支；血管：大隐静脉。

[主治]心腹满、腹痛、腹泻、疝气、阴痛、崩漏、产后恶露不绝、胫寒痹痛、不能行立、足下热；病毒性肝炎，功能失调性子宫出血。

[配伍]配血海、三阴交治月经过多和崩漏、产后恶露不绝；配合谷、次髎、三阴交治痛经；配脾俞、阴陵泉治白带症；配足阴陵泉、膝阳关、膝关、伏兔、箕门治下肢痿痹瘫痛。

[刺灸法]向上方或下方沿皮刺0.5~0.8寸，或沿胫骨后缘直刺0.5~0.8寸；艾炷灸1~3壮，艾条温灸3~5分钟。

### 7.膝关穴

[定位] 该穴位于人体的小腿内侧,胫骨内侧髁后下方,腓肠肌内侧头上部,当阴陵泉后1寸凹陷处。

[解剖] 肌肉:腓肠肌;神经:腓肠内侧皮神经,最深层为胫神经;血管:胫后动脉。

[主治] 膝痛不可屈伸、寒湿走注、下肢痿痹、历节风痛、咽喉痛;痛风。

[配伍] 配足三里、血海、阴市、阳陵泉、髀关、伏兔、丰隆治中风下肢不遂、小儿麻痹等;配委中、足三里两膝红肿疼痛。

[刺灸法] 直刺0.8~1寸,艾炷灸3~5壮,艾条温灸5~10分钟。

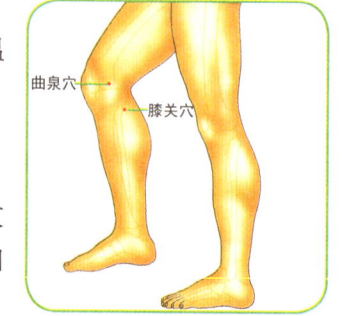

### 8.曲泉穴

[定位] 该穴在人体的膝内侧,屈膝内侧横纹端,当股骨内上髁后缘,半腱肌、半膜肌止端前缘凹陷处。

[解剖] 肌肉:半膜肌、半腱肌止点前方、缝匠肌后缘、股薄肌腱、腓肠肌内侧头;神经:浅层有隐神经、闭孔神经,深向腘窝可及胫神经;血管:大隐静脉、膝最上动脉,深向腘窝可及腘动、静脉。

[主治] 小腹痛,泄泻,遗精,阳痿,阴痛,阴挺,阴痒,小便不利,癃闭,㿉疝,女子疝瘕,目眩痛,不嗜食,阴股痛,膝胫痛,身热汗不出,狂病;高血压、肾炎、前列腺炎、子宫脱垂、阴道炎、阴痒等。

[配伍] 配丘墟、阳陵泉治胆道疾患;配肝俞、肾俞、章门、商丘、太冲治肝炎;配复溜、肾俞、肝俞治肝肾阴虚之眩晕、翳障眼病;配支沟、阳陵泉治心腹疼痛、乳房胀痛、疝痛;配归来、三阴交治肝郁气滞之痛经、月经不调。

[刺灸法] 取屈膝位向腘窝方向直刺0.8~1寸,如觉针下有搏动感时,应停止刺入,以免损伤动脉。艾炷灸3~5壮,艾条温灸5~10分钟。

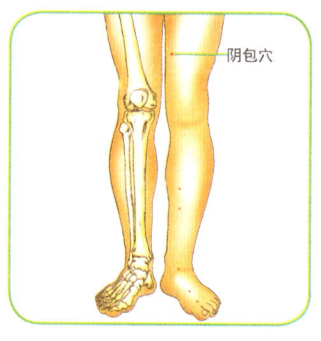

### 9.阴包穴

[定位] 该穴位于人体的大腿内侧,股骨内上髁上4寸,当股内肌与缝肠肌之间凹陷处。

[解剖] 肌肉:内收长肌中点,深层为内收短肌;神经:股前皮神经,闭孔神经浅、深支;血管:

股动、静脉，旋股内侧动脉浅支。

[主治] 月经不调，腰痛、腹痛、遗尿、小便不利、腰尻痛引少腹痛；子宫内膜炎。

[配伍] 配交信治月经不调；配关元、肾俞治气虚不固之遗尿；配箕门、足五里、血海治膝股内侧疼痛，小儿麻痹的肌萎缩。

[刺灸法] 直刺1~1.5寸；艾炷灸3~5壮，艾条温灸5~10分钟。

### 10.足五里穴

[定位] 该穴位于人体的大腿内侧根部，耻骨结节下方，当气冲直下3寸，长收肌外缘凹陷处。

[解剖] 肌肉：内收长肌、内收短肌。神经：闭孔神经浅支和深支。血管：股内侧动脉浅支。

[主治] 腹中满，肠风，少腹痛，小便不利，阴囊湿痒，股内侧痛，嗜卧，风劳，四肢不得举；腹股沟淋巴结炎、带下。

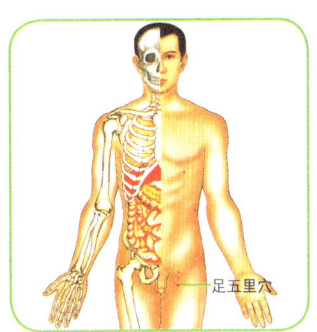

[配伍] 配三阳络、天井、厉兑、三间治嗜卧欲动摇。

[刺灸法] 直刺0.5~0.8寸；艾炷灸3~5壮，艾条温灸5~10分钟。

### 11.阴廉穴

[定位] 该穴位于人体的大腿内侧根部，气冲直下2寸，当耻骨结节下方，长收肌外缘凹陷处。或于足五里直上1寸处定穴。

[解剖] 肌肉：内收长肌、内收短肌；神经：股神经内侧皮支，深层为闭孔神经浅、深支；血管：旋股内侧动、静脉分支。

[主治] 月经不调、赤白带下、外阴瘙痒，腿股痛、下肢痿痹；腹股沟淋巴结炎、痛经。

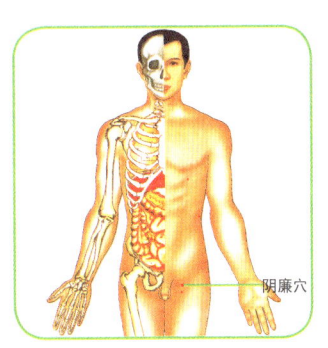

[配伍] 配曲骨、次髎、三阴交治湿热下注之月经不调、白带多、阴门瘙痒、股癣等；配肾俞、大赫、命门、太溪治妇人不孕、男子不育症；配委中、次髎、膀胱俞治膀胱炎、膀胱结石。

[刺灸法] 直刺1~1.5寸；艾炷灸3~5壮，艾条温灸5~10分钟。

## 12. 急脉穴

[定位] 该穴位于人体的腹股沟部，耻骨结节外侧，气冲外下方，股动脉搏动处，距前正中线2.5寸。当气冲与冲门之间，当气冲外下0.5寸的腹股沟凹陷处。

[解剖] 肌肉：耻骨肌。神经：髂腹股沟神经，深层为闭孔神经分支。血管：阴部外动、静脉分支，腹壁下动、静脉耻骨支，外方有股静脉。

[主治] 少腹痛，疝气，阴挺，阴茎痛，腿股痛，睾丸炎。

[配伍] 配大敦治疝气、阴挺、阴茎痛、阳痿；配阴包、箕门、曲泉、足五里治下肢痿瘫、小儿麻痹。

[刺灸法] 避开动脉直刺0.3~0.5寸；艾炷灸3~5壮，艾条温灸5~10分钟。

## 13. 章门穴

[定位] 该穴位于人体的侧腹部第十一肋游离端下方；当上肢合腋屈肘、中指端置耳垂时肘尖所止处；位于腋中线上，下距带脉穴约1.8寸。

[解剖] 肌肉：腹外斜肌，腹内斜肌，腹横肌；神经：第十、十一肋间神经；血管：肋间动脉末支。

[主治] 腹胀、肠鸣、腹泻、胁痛、痞块、黄疸、呕吐、身黄羸瘦、烦热中不嗜食、喘息、心痛而呕、四肢懈惰、胸胁支满、食不化、寒中洞泄、腰背冷痛、肥转小便不得、小儿癖气灸不消；胸膜炎、胆石症、消化不良、肝脾肿大、肝炎、肠炎、呃逆。

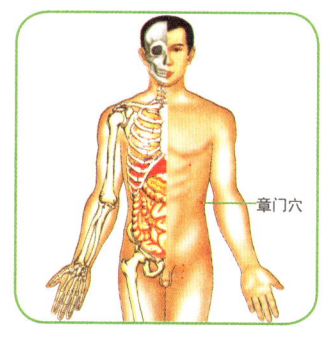

[配伍] 配足三里治荨麻疹、组织胺过敏症；配天枢、脾俞、中脘、肝俞、水道、京门、阴陵泉、三阴交、阳谷、气海治肝硬化腹水、肾炎。

[刺灸法] 向肋下端直刺0.3~0.5寸，不可深刺，或向前下方斜刺0.5~1.5寸；艾炷灸3~5壮，艾条温灸10~15分钟。

## 14. 期门穴

[定位] 该穴位于人体的胸部，乳头直下，第六肋间隙凹陷处，距前正中线4寸。

[解剖]肌肉：腹直肌、肋间肌。神经：第六、七肋间神经。血管：肋间动、静脉。

[主治]胸胁胀痛、胸烦、胸胀、肝病、胁胀、胁下积聚、呕吐、咳逆、目眩而昏、善噫、胸中热、心痛，奔豚上气、不得息，疟疾，伤寒热入血室，痉，癃，遗溺，霍乱泄注，喑不能言，妇人产后余疾，食饮不下；肋间神经痛、肝区痛、肝脾肿大、肝炎、胆囊炎、胆石症，胰腺炎，膈肌痉挛，胃神经官能症，乳腺炎、消化不良，乳腺增生。

期门穴

[配伍]配大敦治疝气；配肝俞、公孙、中脘、太冲、内关治肝胆疾患、胆囊炎、胆结石及肝气郁结之胁痛、食少、乳少、胃痛、呕吐、呃逆、食不化、泄泻等。

[刺灸法]沿肋间隙向外侧横刺0.5~0.8寸，不可直向深刺；电针时深度以皮下至肌膜间为宜；艾炷灸3~7壮，艾条温灸10~15分钟。

# 第六章

## 手少阴心经

SHOU SHAO YIN XIN JING

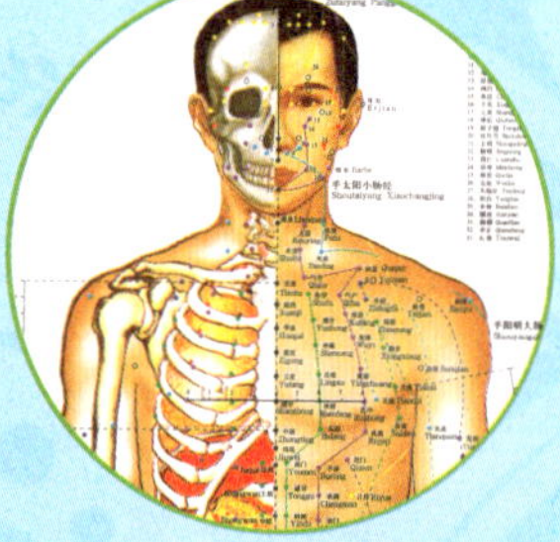

十二经脉之一。该经起自心中，出来后归属于心系（心脏周围的组织），向下通过膈肌，联络小肠。

其分支从心系向上夹着食道连于目；其直行主干又从心系上肺，向下斜出于腋下，沿上肢内侧后边，至肘中，沿前臂内侧后边，到手掌后豆骨突起处进入掌内后边，沿小指桡侧到达其末端。脉气由此与手太阳小肠经相连。该经发生病变，主要表现为咽干、心痛、口渴、目黄、胸胁痛和上肢前边内侧本脉过处发冷、疼痛、手掌热痛等。

本经一侧9穴（左右两侧共18穴）。其中8穴分布于上肢掌侧面的尺侧，1穴在侧胸上部。首穴极泉，末穴少冲。主治胸、心、循环系统病症、神经精神方面病症以及本经脉所过部位之病症。

 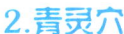

**脏腑病**：心痛，嗌干，口渴；**经脉病**：目黄，胁痛，臑臂内后廉痛厥，掌中热。

## 1.极泉穴

[定位] 该穴在人体的腋窝顶点，腋动脉搏动处。

[解剖] 在胸大肌的外下缘，深层为喙肱肌；外侧为腋动脉；布有尺神经，正中神经，前臂内侧皮神经及臂内侧皮神经。

[主治] 心痛，咽干烦渴，胁肋疼痛，瘰疬，肩臂疼痛。

[配伍] 配肩髃、曲池治肩臂痛。

[刺灸法] 避开腋动脉，直刺或斜刺0.3~0.5寸。

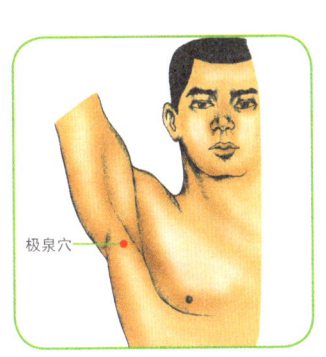

极泉穴

## 2.青灵穴

[定位] 该穴位于人体的臂内侧，当极泉与少海的连线上，肘横纹上3寸，肱二头肌的内侧沟中。

[解剖] 当肱二头肌内侧沟处，有肱三头肌；有贵要静脉、尺侧上副动脉；布有前臂内侧皮神经，尺神经。

[主治] 头痛阵寒，目黄，胁痛，肩臂疼痛。

[配伍] 配肩髃、曲池治肩臂痛。

[刺灸法] 直刺0.5~1寸。

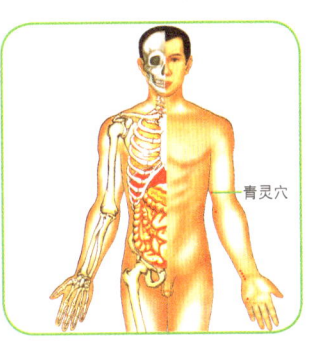

青灵穴

## 3.少海穴

[定位] 屈肘，该穴位于人体的肘横纹内侧端与肱骨内上髁连线的中点处。

[解剖] 有旋前圆肌，肱肌；有贵要静脉，尺侧上下副动脉，尺返动脉；布有前臂内侧皮神经，外前方有正中神经。

[主治] 肘臂挛痛，瘰疬，头颈痛，腋胁痛。

[配伍] 配曲池治肘臂挛痛。

[刺灸法] 直刺0.5~1寸。

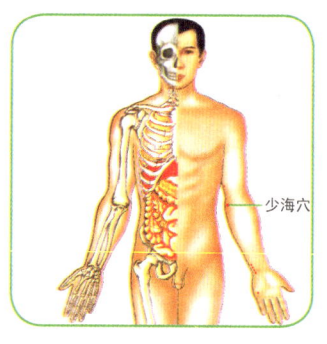

少海穴

## 4.灵道穴

[定位] 该穴位于人体的前臂掌侧，当尺侧腕屈肌腱的桡侧缘，腕横纹上1.5寸。

[解剖] 在尺侧腕屈肌与指浅屈肌之间，深层为指深屈肌；有尺动脉通过；布有前臂内侧皮神经，尺侧为尺神经。

[主治] 心痛，暴喑，肘臂挛痛。

[配伍] 配心俞治心痛。

[刺灸法] 直刺0.3~0.5寸。

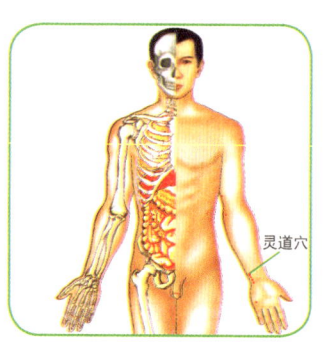

灵道穴

## 5.通里穴

[定位] 该穴位于人体的前臂掌侧，当尺侧腕屈肌腱的桡侧缘，腕横纹上1寸。

[解剖] 在尺侧腕屈肌与指浅屈肌之间，深层为指深屈肌；有尺动脉通过；布有前臂内侧皮神经，尺侧为尺神经。

[主治] 心悸，怔忡，暴喑，舌强不语，腕臂痛。

[配伍] 配廉泉、哑门治不语。

[刺灸法] 直刺0.3~0.5寸。

## 6.阴郄穴

[定位] 该穴位于人体的前臂掌侧，当尺侧腕屈肌腱的桡侧缘，腕横纹上0.5寸。

[解剖] 在尺侧腕屈肌与指浅屈肌之间，深层为指深屈肌；有尺动脉通过；布有前臂内侧皮神经，尺侧为尺神经。

通里穴

阴郄穴

[主治] 心痛，惊悸，骨蒸盗汗，吐血、衄血，暴喑。

[配伍] 配心俞、巨阙治心痛；配大椎治阴虚盗汗。

[刺灸法] 直刺0.3~0.5寸。

## 7.神门穴

[定位] 该穴位于人体的腕部，腕掌侧横纹尺侧端，尺侧腕屈肌腱的桡侧凹陷处。

[解剖] 在尺侧腕屈肌与指浅屈肌之间，深层为指深屈肌；有尺动脉通过；布有前臂内侧皮神经，尺侧为尺神经。

[主治] 心病，心烦，惊悸，怔忡，健忘，失眠，癫痫，胸胁痛。

[配伍] 配内关、心俞治心痛；配内关、三阴交治健忘、失眠。

[刺灸法] 直刺0.3~0.5寸。

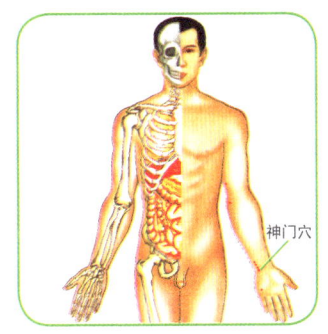

## 8.少府穴

[定位] 该穴位于人体的手掌面，第四、五掌骨之间，握拳时，当小指尖处。

[解剖] 在第四、五掌骨间，有第四蚓状肌，指浅、深屈肌腱，深部为骨间肌；有指掌侧总动、静脉；布有第四指掌侧固有神经。

[主治] 心悸，胸痛，小便不利，遗尿，阴痒痛，小指挛痛。

[配伍] 配内关治心悸。

[刺灸法] 直刺0.3~0.5寸。

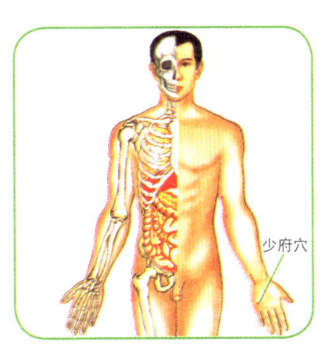

## 9.少冲穴

[定位] 该穴位于人体的小指末节桡侧，距指甲角0.1寸。

[解剖] 少，阴也；冲，突也。该穴名意指体内经脉的高温水气以冲射之状外出体表，故名少冲。

[主治] 心悸，胸痛，胸胁痛，癫狂，热病，昏迷。

[配伍] 配太冲、中冲、大椎治热病、昏迷。

[刺灸法] 直刺0.3~0.5寸。

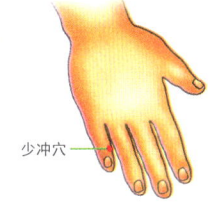

# 第七章

## 足少阴肾经

ZU SHAO YIN SHEN JING

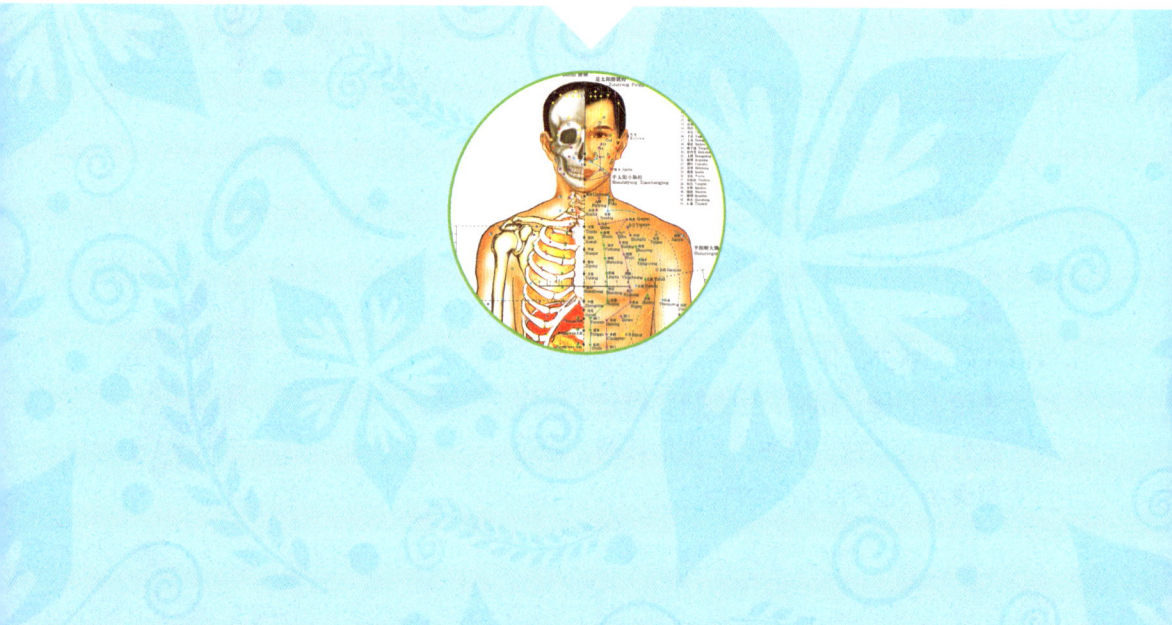

人体十二经脉之一，简称肾经。循行部位起于足小趾下面，斜行于足心（涌泉穴）出行于舟骨粗隆之下，沿内踝后缘，分出进入足跟，向上沿小腿内侧后缘，至腘内侧，上股内侧后缘入脊内（长强穴），穿过脊柱，属肾，络膀胱。

## 主要病症

本经主要治疗妇科、前阴、肾、肺、咽喉病证。如月经不调、阴挺、遗精、小便不利、水肿、便秘、泄泻，以及经脉循行部位的病变。

### 1.涌泉穴

[定位] 该穴位于人体的足底部，卷足时足前部凹陷处，约当足底二、三趾趾缝纹头端与足跟连线的前1/3与后2/3交点上。

[解剖] 深层有足底弓；分布着第二趾底总神经。

[主治] 头痛，目眩，头昏，咽喉痛，舌干，失音，大便难，小便不利，小儿惊风，足心热，昏厥；现多用于神经衰弱，三叉神经痛，扁桃体炎，高血压，精神分裂症，癔症，中暑，休克等。

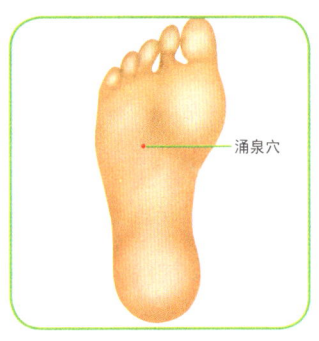
涌泉穴

[配伍] 配然谷治喉痹；配阴陵泉治热病挟脐急痛，胸胁满；配水沟、照海治癫；配太冲、百会治头颈痛。

[刺灸法] 直刺0.3~0.5寸；可灸。

### 2.然谷穴

[定位] 该穴位于人体的足内侧缘，舟骨粗隆前下方，赤白肉际。

[解剖] 有足底内侧及跗内侧动脉分支；分布着小腿内侧皮神经末支及足底内侧神经。

[主治] 阴痒，阴挺，月经不调，遗精，咯血，消渴，泄泻，足背肿痛，小儿脐风。现多用于咽喉炎，肾炎，膀胱炎，睾丸炎，不孕症，糖尿病等。

[配伍] 配承山治转筋；配气冲、四满小便不利；配太溪治热病烦心、足寒、多汗。

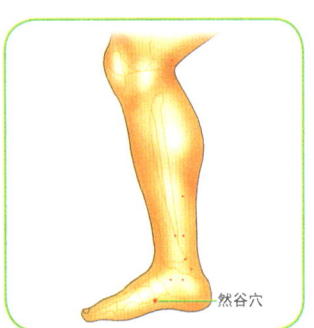
然谷穴

[刺灸法] 直刺0.3~0.5寸；可灸。

### 3.太溪穴

[定位] 该穴位于人体的足内侧，内踝后方，当内踝尖与跟腱之间的凹陷处。

[解剖] 前方有胫后动、静脉。分布着小腿内侧皮神经，当胫神经经过处。

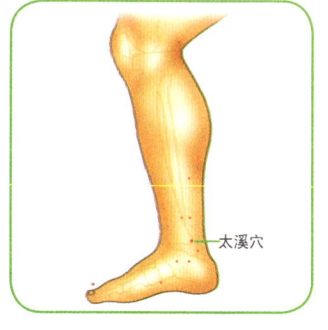

[主治] 咽喉干痛，齿痛，耳聋，耳鸣，头晕，咯血，气喘，消渴，月经不调，不寐，遗精，阳痿，小便频数，腰脊痛。现多用于支气管哮喘，肾炎，膀胱炎，慢性喉炎，神经衰弱，贫血，下肢瘫痪等。

[配伍] 配然谷主治热病烦心、足寒清、多汗；配肾俞治肾胀；配支沟、然谷治心痛如锥刺。

[刺灸法] 直刺0.3~0.5寸；可灸。

### 4.大钟穴

[定位] 该穴位于人体的足内侧，内踝后下方，当跟腱附着部的内侧前方凹陷处。

[解剖] 有胫后动脉的跟骨内侧支。分布着小腿内侧皮神经，当胫神经的跟骨内侧支经过处。

[主治] 咯血，气喘，腰脊强痛，二便不利，足跟痛，痴呆。现多用于尿潴留，哮喘，咽痛，神经衰弱等。

[配伍] 配太溪、神门治心肾不交之心悸、失眠；配行间治虚火上炎之易惊善怒；配鱼治虚火上炎之咽痛。

[刺灸法] 直刺0.3~0.5寸；可灸。

### 5.水泉穴

[定位] 该穴位于人体的足内侧，内踝后下方，当太溪直下1寸（指寸），跟骨结节的内侧凹陷处。

[解剖] 血管、神经分布同大钟。

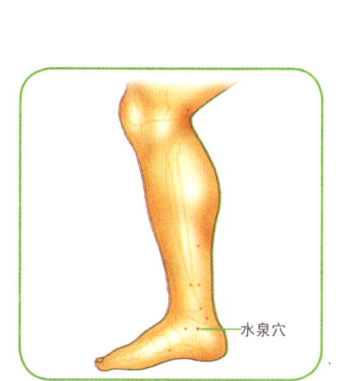

[主治] 闭经，月经不调，痛经，阴挺，小便不利，目昏花。现多用于闭经，子宫脱垂，附件炎，膀胱炎，前列腺炎等。

[配伍] 配中极、水道治肾气亏虚；配气海、血海、肾俞、三阴交、气海俞治肾绞痛、肾结石；配肾俞、中极、血海治血尿。

[刺灸法] 直刺0.3~0.5寸；可灸。

## 6.照海穴

[定位] 该穴位于人体的足内侧，内踝尖下方凹陷处。

[解剖] 后下方为胫后动、静脉。分布着小腿内侧皮神经，深部为胫神经本干。

[主治] 月经不调，赤白带下，阴挺，阴痒，小便频数，癃闭，便秘，痫证，不寐，咽喉干痛，气喘。现多用于慢性咽喉炎，扁桃体炎，子宫脱垂，便秘，神经衰弱，癔症，癫痫等。

[配伍] 配列缺、天突、太冲、廉泉治咽喉病症；配神门、风池、三阴交阴虚火旺之失眠症。

[刺灸法] 直刺0.3~0.5寸；可灸。

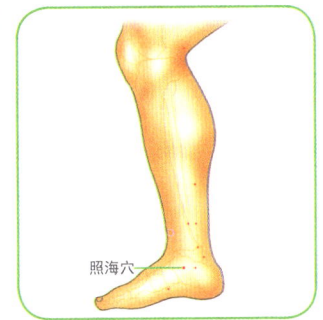

## 7.复溜穴

[定位] 该穴位于人体的小腿内侧，太溪直上2寸，跟腱的前方。

[解剖] 深层前方有胫后动、静脉；分布着腓肠内侧皮神经和小腿内侧皮神经，深层为胫神经。

[主治] 水肿，腹胀，泄泻，肠鸣，足痿，盗汗，自汗，热病汗不出。现多用于肾炎，睾丸炎，功能性子宫出血，尿路感染，下肢瘫痪等。

[配伍] 配后溪、阴郄治盗汗不止；配中极、阴谷治癃闭。

[刺灸法] 直刺0.5~0.8寸；可灸。

## 8.交信穴

[定位] 该穴位于人体的小腿内侧，当太溪直上2寸，复溜前0.5寸，胫骨内侧缘的后方。

[解剖] 深层为胫后动、静脉；分布着小腿内侧皮神经，深部为胫神经本干。

[主治] 月经不调，痛经，崩漏，阴挺，泄泻，便秘，睾丸肿痛。现多用于功能性子宫出血，肠炎等。

[配伍] 配关元、三阴交治妇科疾患之月经不调；配太冲、血海、地机治崩漏；配中都治疝气；配阴陵泉治五淋；配中极治癃闭；配关元治阴挺。

[刺灸法] 直刺0.5~0.8寸；可灸。

## 9. 筑宾穴

[定位] 该穴位于人体的小腿内侧当太溪与阴谷的连线上，太溪上5寸，腓肠肌肌腹的下方。

[解剖] 深部有胫后动、静脉。分布着腓肠内侧皮神经和小腿内侧皮神经，深层为胫神经本干。

[主治] 癫狂，足胫痛，疝痛。现多用于肾炎，膀胱炎，睾丸炎，腓肠肌痉挛等。

[配伍] 配肾俞、关元治水肿；配大敦、归来治疝气；配承山、合阳、阳陵泉治小腿痿、痹、瘫；配水沟、百会治癫、狂、痫证。

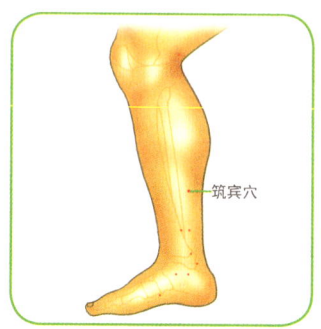

[刺灸法] 直刺0.5~0.8寸；可灸。

## 10. 阴谷穴

[定位] 该穴位于人体的腘窝内侧，屈膝时，当半腱肌与半膜肌之间。

[解剖] 有膝上内侧动、静脉。分布着股内侧皮神经。

[主治] 阳痿，疝痛，崩漏，小便不利，膝股内侧痛，癫狂。现多用于肾炎，膀胱炎，睾丸炎，腓肠肌痉挛等。

[配伍] 配照海、中极治癃闭；配大赫、曲骨、命门治寒疝、阳痿、早泄、月经不调、崩漏。

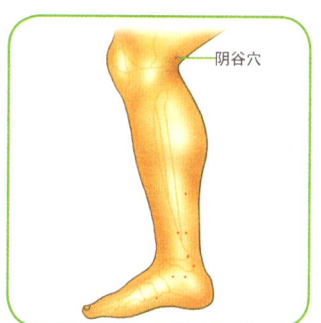

[刺灸法] 直刺0.5~0.8寸；可灸。

## 11. 横骨穴

[定位] 该穴位于人体的下腹部，当脐中下5寸，前正中线旁开0.5寸。

[解剖] 有腹壁下动脉，阴部外动脉。分布着髂腹下神经的分支。

[主治] 少腹满痛，小便不利，遗尿，遗精，阳痿，阴部痛。现多用于阴道炎，盆腔炎，附件炎，尿潴留等。

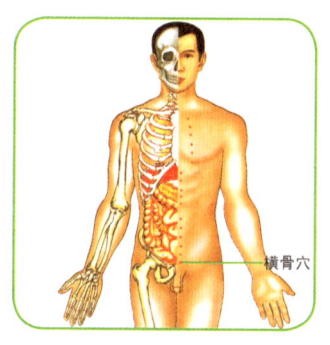

[配伍] 配中极、三阴交治癃闭；配关元、肾俞、志室、大赫治阳痿、遗精、崩漏、月经不调。

[刺灸法] 直刺0.5~1.0寸；可灸。

## 12.大赫穴

[定位] 该穴位于人体的下腹部，当脐中下4寸，前正中线旁开0.5寸。

[解剖] 有腹壁下动、静脉的肌支。分布着肋下神经及髂腹下神经的分支。

[主治] 遗精，阳痿，带下，阴部痛，阴挺。现多用于子宫脱垂等。

[配伍] 配阴交、肾俞、带脉、大敦、中极治阳痿、遗精、带下；配命门、肾俞、志室、中极、关元治男科病、不育症。

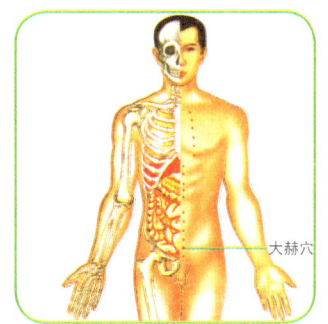

[刺灸法] 直刺0.5~1.0寸；可灸。

## 13.气穴

[定位] 该穴位于人体的下腹部，当脐中下3寸，前正中线旁开0.5寸。

[解剖] 血管分布同大赫。为肋下神经分布处。

[主治] 月经不调，痛经，小便不利，腹痛，泄泻。

[配伍] 配天枢、大肠俞治消化不良；配中极、阴陵泉、膀胱俞治五淋、小便不利；配气海、三阴交、肾俞、血海治月经不调、血带、宫冷不孕、先兆流产、阳痿、不育症。

[刺灸法] 直刺0.5~1.0寸；可灸。

## 14.四满穴

[定位] 该穴位于人体的下腹部，当脐中下2寸，前正中线旁开0.5寸。

[解剖] 血管分布同大赫。为第十一肋间神经分布处。

[主治] 腹痛，腹胀，泄泻，遗精，月经不调，痛经，产后腹痛。

[配伍] 配气海、三阴交、大敦、归来治疝气、睾丸肿痛；配气海、三阴交、肾俞、血海治月经不调、带下、遗精等病症。

[刺灸法] 直刺0.5~1.0寸；可灸。

### 15. 中注穴

[定位] 该穴位于人体的下腹部，当脐中下1寸，前正中线旁开0.5寸。

[解剖] 血管分布同大赫。为第十肋间神经处。

[主治] 月经不调，腹痛，便秘。

[配伍] 配肾俞、委中、气海俞治腰背痛；配血海、肾俞、太冲、三阴交、阴谷、中极治妇科病、月经不调、卵巢炎、睾丸炎、附件炎。

[刺灸法] 直刺0.5~1.0寸；可灸。

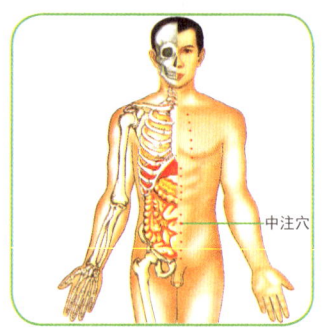
中注穴

### 16. 肓俞穴

[定位] 该穴在人体的中腹部，当脐中旁开0.5寸。

[解剖] 血管分布同大赫。为第十肋间神经处。

[主治] 腹痛，腹胀，呕吐，便秘，泄泻。现多用于胃痉挛，肠炎，肠麻痹，膀胱炎等。

[配伍] 配天枢、足三里、大肠俞治便秘、泄泻、痢疾；配中脘、足三里、内庭、天枢治胃痛、腹痛、疝痛、排尿、尿道涩痛等症。

[刺灸法] 直刺0.5~1.0寸；可灸。

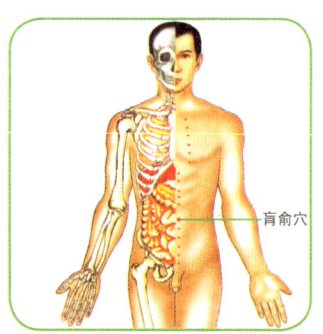
肓俞穴

### 17. 商曲穴

[定位] 该穴位于人体的上腹部，当脐中上2寸，前正中线旁开0.5寸。

[解剖] 有腹壁上及下动、静脉分支。分布着第九肋间神经。

[主治] 腹痛，泄泻，便秘。现多用于胃痉挛，腹膜炎等。

[配伍] 配中脘、大横治腹痛、腹胀；配支沟治便秘；配大肠俞、天枢治泄泻药、痢疾。

[刺灸法] 直刺0.5~1.0寸；可灸。

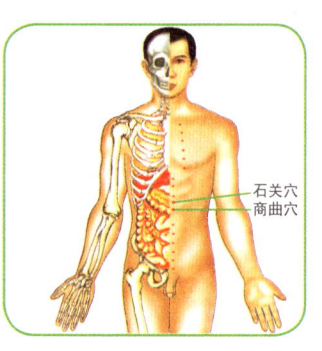
石关穴
商曲穴

### 18. 石关穴

[定位] 该穴位于人体的上腹部，当脐中上3寸，前正中线旁开0.5寸。

[解剖] 有腹壁上动、静脉分支。分布着第八肋间神经。

[主治] 呕吐，腹痛，便秘，产后腹痛，妇人不孕。现多用于食道痉挛，膈肌痉挛，胃痉挛等。

[配伍] 配中脘、内关治胃痛、呕吐、腹胀；配三阴交、阴谷、肾俞治先兆流产和不孕症。

[刺灸法] 直刺0.5~1.0寸；可灸。

### 19.阴都穴

[定位] 该穴位于人体的上腹部，当脐中上4寸，前正中线旁开0.5寸。

[解剖] 血管、神经分布同石关。

[主治] 肠鸣，腹痛，胃脘痛，便秘，呕吐。

[配伍] 配巨阙治心中烦满；配三阴交、血海治闭经；配中脘、天枢、足三里、四缝治纳呆及小儿疳积。

[刺灸法] 直刺0.5~1.0寸；可灸。

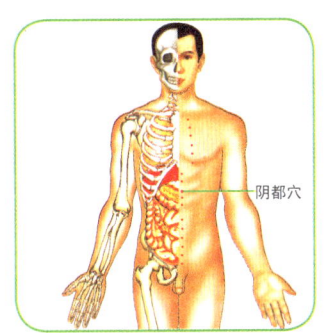

### 20.腹通谷穴

[定位] 该穴位于人体的上腹部，当脐中上5寸，前正中线旁开0.5寸。

[解剖] 血管、神经分布同石关。

[主治] 腹痛，腹胀，呕吐，消化不良。现多用于急、慢性胃炎，哮喘，肺气肿，肋间神经痛，急性舌骨肌麻痹等。

[配伍] 配内关、中脘治胃气逆；配申脉、照海治癫痫、惊悸；配上脘、足三里治纳呆。

[刺灸法] 直刺0.5~1.0寸；可灸。

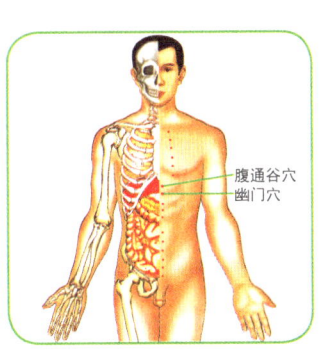

### 21.幽门穴

[定位] 该穴位于人体的上腹部，当脐中上6寸，前正中线旁开0.5寸。

[解剖] 血管分布同石关。为第七肋间神经分布处。

[主治] 腹痛，腹胀，消化不良，呕吐，泄泻，恶阻。现多用于胃痉挛，慢性胃炎，胃溃疡，肋间神经痛等。

[配伍] 配玉堂治烦心呕吐；配中脘、建里治胃病、噎膈、呕吐；配天枢治腹胀、肠鸣、泄泻。

[刺灸法] 直刺0.3~0.7寸。不可深刺，以免伤及肝脏；可灸。

## 22.步廊穴

[定位] 该穴位于人体的胸部，当第五肋间隙，前正中线旁开2寸。

[解剖] 有第五肋间动、静脉。分布着第五肋间神经前皮支，深部为第五肋间神经。

[主治] 咳嗽，气喘，胸胁胀满，呕吐，纳呆。现多用于胸膜炎，肋间神经痛，支气管炎，腹直肌痉挛等。

[配伍] 配定喘、列缺治外感和内伤咳嗽；配心俞、内关治胸痹、心悸怔忡。

[刺灸法] 斜刺0.3~0.5寸；本经胸部诸穴，均不可深刺，以免伤及心肺；可灸。

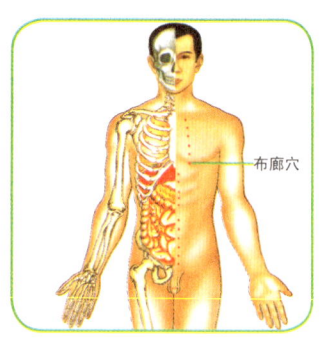
步廊穴

## 23.神封穴

[定位] 该穴位于人体的胸部，当第四肋间隙，前正中线旁开2寸。

[解剖] 有第四肋间动、静脉。分布着第四肋间神经前皮支，深部为第四肋间神经。

[主治] 咳嗽，气喘，胸胁胀满，乳痈。现多用于乳腺炎等。

[配伍] 配阳陵泉、支沟治胸胁胀痛。

[刺灸法] 斜刺0.3~0.5寸；可灸。

神封穴

## 24.灵墟穴

[定位] 该穴位于人体的胸部，当第三肋间隙，前正中线旁开2寸。

[解剖] 有第三肋间动、静脉。分布着第三肋间神经前皮支，深层为第三肋间神经。

[主治] 咳嗽，气喘，胸胁胀满，乳痈。

[配伍] 配足三里、中脘、内关治呕吐、纳呆；配神门、神藏治失眠健忘。

神藏穴
灵墟穴

[刺灸法] 斜刺0.3~0.5寸，内部为肺脏，切忌深刺；可灸。

## 25.神藏穴

[定位] 该穴位于人体的胸部，当第二肋间隙，前正中线旁开2寸。

[解剖] 有第二肋间动、静脉。分布着第二肋间神经前皮支，深层为第二

肋间神经。

[主治] 咳嗽，气喘，胸痛。现多用于支气管炎，胸膜炎，肋间神经痛等。

[配伍] 配天突、内关、太冲治梅核气；配心俞、玉堂治胸痹、噎嗝、冠心病、心肌梗死。

[刺灸法] 斜刺0.3~0.5寸；可灸。

### 26.彧中穴

[定位] 该穴位于人体的胸部，当第一肋间隙，前正中线旁开2寸。

[解剖] 有第一肋间动、静脉。分布着第一肋间神经前皮支，锁骨上神经前支，深层为第一肋间神经。

[主治] 咳嗽，气喘，痰壅，胸胁胀满。现多用于支气管炎，胸膜炎，肋间神经痛等。

[配伍] 配风门、肺俞治外邪袭肺；配天突、间使、华盖治咽喉肿痛。

[刺灸法] 斜刺0.3~0.5寸；可灸。

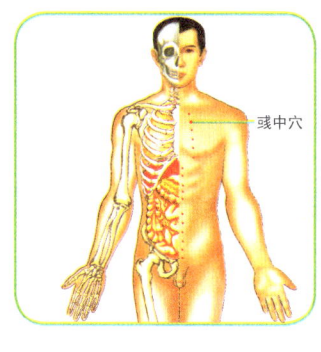

### 27.俞府穴

[定位] 该穴位于人体的胸部，当锁骨下缘，前正中线旁开2寸。

[解剖] 有乳房内动、静脉的前穿支。分布着锁骨上神经的前支。

[主治] 咳嗽，气喘，胸痛。现多用于气管炎，胸膜炎，肋间神经痛等。

[配伍] 配天突、肺俞、鱼际治咳嗽、咽痛；配足三里、合谷治胃气上逆之呕吐、呃逆。

[刺灸法] 斜刺0.3~0.5寸；可灸。

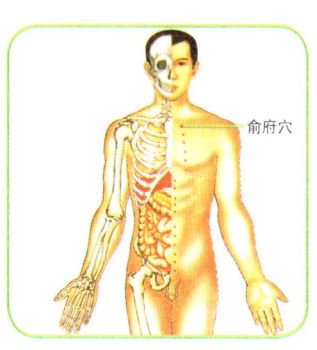

# 第八章

## 手太阳小肠经

SHOU TAI YANG XIAO CHANG JING

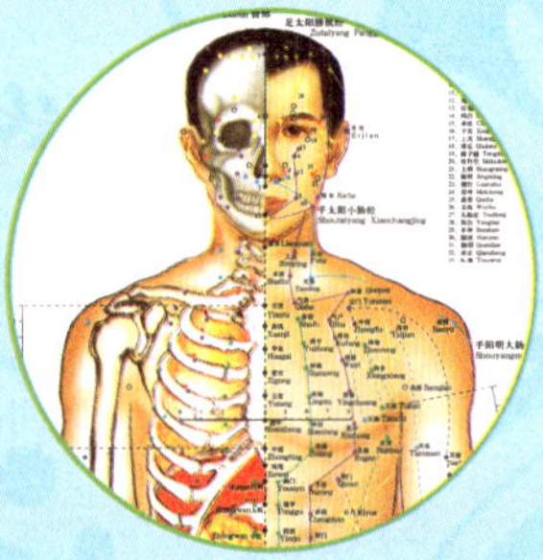

人体十二经脉之一，简称小肠经。本经起于手小指尺侧端少泽穴，沿手背、上肢外侧后缘，过肘部，到肩关节后面，绕肩胛部，左右交会并与督脉在大椎穴处相会，前行入缺盆，深入体腔，络心，沿食道，穿过膈肌，到达胃部，下行，属小肠。其分支从面颊部分出，向上行于眼下，至目内眦，经气于睛明穴与足太阳膀胱经相接。

耳聋、颊肿、咽喉肿痛、颈项转侧不利、少腹胀痛、尿频、泄泻或便秘等。

### 1.少泽穴

[定位] 该穴位于人体的手小指末节尺侧，距甲根角0.1寸。

[解剖] 有指掌侧固有动、静脉和指背动、静脉形成的动、静脉网。分布着来自尺神经的指掌侧固有神经及指背神经。

[主治] 头痛，热病，昏厥，乳汁少，咽喉肿痛，目赤，目翳。现多用于乳腺炎，乳汁分泌不足，神经性头痛，精神分裂症，中风昏迷等。

[配伍] 配膻中、乳根治乳汁少、乳痛。

[刺灸法] 浅刺0.1寸，或点刺出血；可灸。

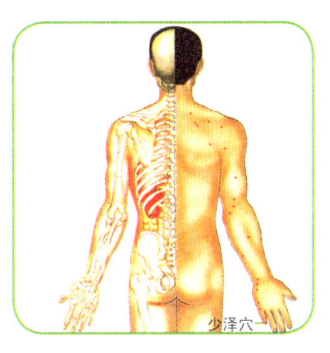

### 2.前谷穴

[定位] 该穴位于人体的手尺侧，微握拳，当小指本节（第五掌指关节）前的掌指横纹头赤白肉际。

[解剖] 有来自尺动、静脉的指背动、静脉。分布着来自尺神经的指背神经及指掌侧固有神经。

[主治] 手指麻木，热病，耳鸣，头痛，小便赤。现多用于前臂神经痛，扁桃体炎，乳腺炎，腮腺炎等。

[配伍] 配耳门、翳风治耳鸣。

[刺灸法] 直刺0.3~0.5寸；可灸。

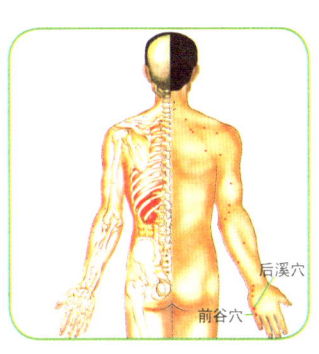

### 3.后溪穴

[定位] 该穴位于人体的手掌尺侧，微握拳，当小指本节（第五掌骨关节）后的远侧掌横纹头赤白肉际。

[解剖] 有指背侧动、静脉，手背静脉网。分布着尺神经手背支。

[主治] 头项强痛，耳鸣，耳聋，咽喉肿痛，癫狂，疟疾，闪腰，盗汗，热病，手指挛急、麻木，肩臂疼痛。现多用于角膜炎，角膜白斑，扁桃体炎，落枕，急性腰扭伤，精神分裂症，癔症等。

[配伍] 配列缺、悬钟治项强痛；配人中治急性腰扭伤。

[刺灸法] 直刺0.5~0.7寸；可灸。

### 4.腕骨穴

[定位] 该穴位于人体的手掌尺侧，当第五掌骨基底与钩骨之间的凹陷处，赤白肉际。

[解剖] 有腕背侧动脉（尺动脉），手背静脉网。分布着尺神经手背支。

[主治] 热病无汗，头痛，项强，指挛腕痛，黄疸。现多用于口腔炎，糖尿病等。

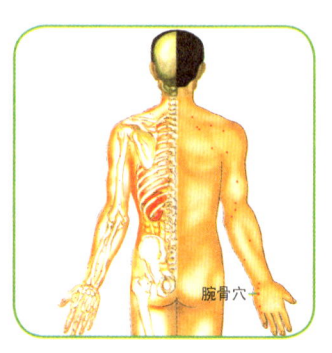
腕骨穴

[配伍] 配阳陵泉、肝俞、胆俞治黄疸。

[刺灸法] 直刺0.3~0.5寸；可灸。

### 5.阳谷穴

[定位] 该穴位于人体的手腕尺侧，当尺骨茎突与三角骨之间的凹陷处。

[解剖] 右腕背侧动脉。分布着尺神经手背支。

[主治] 颈颌肿，手腕痛，热病。现多用于尺神经痛，腮腺炎，齿龈炎，精神病，癫痫等。

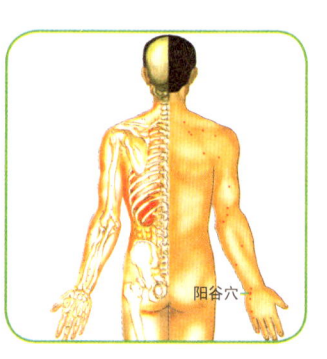
阳谷穴

[配伍] 配阳池治腕痛。

[刺灸法] 直刺0.3~0.5寸；可灸。

### 6.养老穴

[定位] 该穴位于人体的前臂背面尺侧，当尺骨小头近端桡侧凹陷中。

[解剖] 有前臂骨间背侧动、静脉的末支，腕静脉网。分布有前臂背侧皮神经和尺神经手背支的吻合支。

[主治] 目视不明，肘、肩、臂疼痛。现多用于急性腰扭伤，落枕，眼球充血，视力减退，半身不遂等。

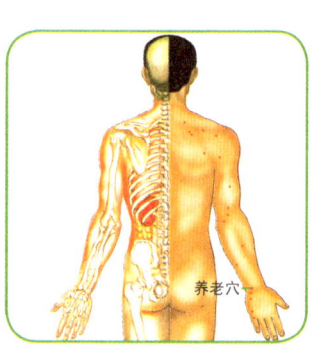
养老穴

[配伍] 配太冲、足三里治目视不明。

[刺灸法] 直刺0.3~0.5寸；可灸。

## 7. 支正穴

[定位] 该穴位于人体的前臂背面尺侧，当阳谷与小海的连线上，腕背横纹上5寸。

[解剖] 有前臂骨间背侧动、静脉末支。分布着前臂内侧皮神经分支，深层桡侧有前臂骨间背侧神经。

[主治] 项强，头痛，目眩，肘臂手指挛痛，热病，癫狂。现多用于疥疮，腮腺炎，神经衰弱，神经性头痛，精神病等。

[配伍] 配合谷治头痛。

[刺灸法] 直刺0.5~0.8寸；可灸。

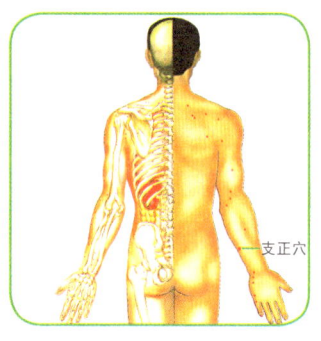

## 8. 小海穴

[定位] 该穴位于人体的肘外侧，当尺骨鹰嘴与肱骨内上髁之间凹陷处。

[解剖] 有尺侧上、下副动、静脉及尺侧返动、静脉。分布着前臂内侧皮神经分支及尺神经。

[主治] 头痛，颔肿颈痛，肩肘臂痛，痫证。现多用于尺神经疼痛、麻痹，齿龈炎，癫痫，精神分裂症，舞蹈病等。

[配伍] 配手三里治肘臂疼痛。

[刺灸法] 直刺0.3~0.5寸；可灸。

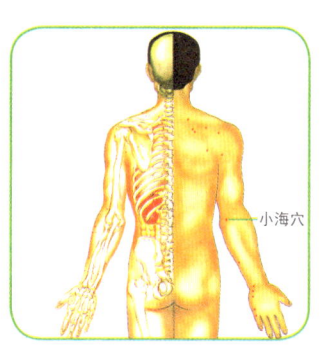

## 9. 肩贞穴

[定位] 该穴位于人体的肩关节后下方，臂内收时，腋后纹头上1寸（指寸）。

[解剖] 有旋肩胛动、静脉。分布着腋神经分支，深部上方为桡神经。

[主治] 肩胛痛，手臂不举。现多用于上肢瘫痪，肩关节周围炎等。

[配伍] 配肩髃、肩髎治疗肩周炎；配肩髎、曲池、肩井、手三里、合谷治疗上肢不遂。

[刺灸法] 直刺0.5~1寸；可灸。

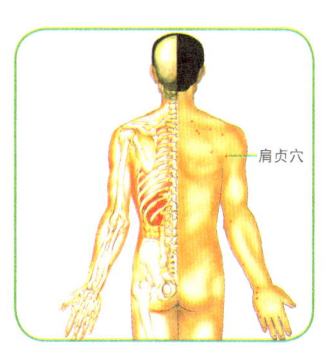

## 10.臑俞穴

[定位] 该穴位于人体的肩部，当腋后纹头直上，肩胛冈下缘凹陷中。

[解剖] 有旋肱后动、静脉，深层为肩胛上动、静脉。分布着臂后皮神经，腋神经，深层为肩胛上神经。

[主治] 肩臂疼痛无力。现多用于肩周炎等。

[配伍] 配肩髃、曲池治肩臂疼痛。

[刺灸法] 直刺0.5~1寸；可灸。

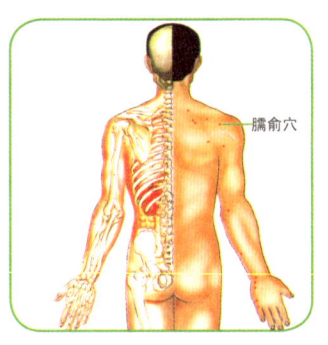

## 11.天宗穴

[定位] 该穴位于人体的肩胛部，当冈下窝中央凹陷处，与第四胸椎相平。

[解剖] 有旋肩胛动、静脉肌支。分布着肩胛上神经。

[主治] 肩胛痛，肘臂外后侧痛，气喘。

[配伍] 配肩外俞治肩胛痛；配膻中、足三里治乳痈。

[刺灸法] 直刺或斜刺0.5~1.0寸；可灸。

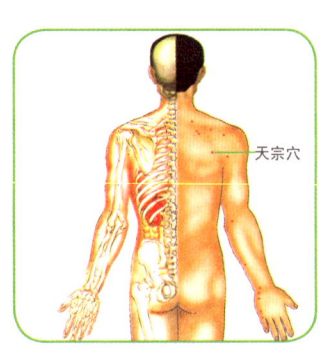

## 12.秉风穴

[定位] 该穴位于人体的肩胛部，冈上窝中央，天宗直上，举臂有凹陷处。

[解剖] 有肩胛上动、静脉。分布着锁骨上神经后支和副神经，深层为肩胛上神经。

[主治] 肩胛痛，上肢酸麻，肩臂不举。现多用于冈上肌炎，肩周炎等。

[配伍] 配天宗、曲垣治肩胛疼痛。

[刺灸法] 直刺0.5~0.7寸；可灸。

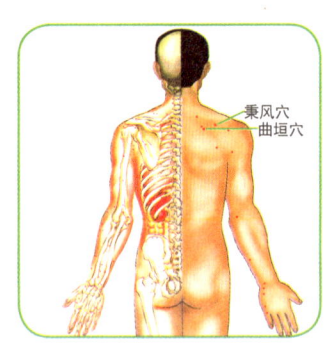

## 13.曲垣穴

[定位] 该穴位于人体的肩胛部，冈上窝内侧端，当臑俞与第二胸椎棘突连线的中点处。

[解剖] 有颈横动、静脉降支，深层为肩胛上动、静脉肌支。分布着第二胸神经后支外侧支，副神经，深层为肩胛上神经肌支。

[主治] 肩胛拘急疼痛。现多用于冈上肌腱炎, 肩周炎等。

[配伍] 配天宗、秉风治肩胛疼痛。

[刺灸法] 直刺0.3~0.5寸; 可灸。

## 14.肩外俞穴

[定位] 该穴位于人体的背部, 当第一胸椎棘突下, 旁开3寸。

[解剖] 深层有颈横动、静脉。分布着第一、二胸神经后支内侧皮支, 副神经, 深层为肩胛背神经。

[主治] 肩胛中痛, 热而寒至肘, 颈项强急; 颈椎病、落枕。现多用于肩胛区神经痛等。

[配伍] 配肩中俞、大椎、列缺治肩背疼痛。

[刺灸法] 斜刺0.3~0.7寸; 可灸。

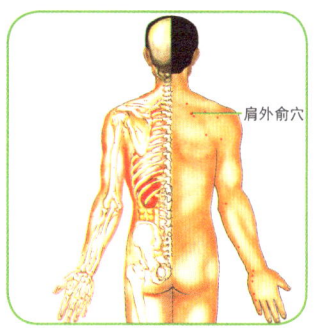

## 15.肩中俞穴

[定位] 该穴位于人体的背部, 当第七颈椎棘突下, 旁开2寸。

[解剖] 血管、神经分布同肩外俞。

[主治] 咳嗽、哮喘、唾血、目视不明, 肩背疼痛, 寒热, 小儿奶痨; 支气管炎、落枕、颈椎病、支气管扩张。

[配伍] 配肩外俞, 大椎治肩背疼痛。

[刺灸法] 斜刺0.3~0.7寸; 可灸。

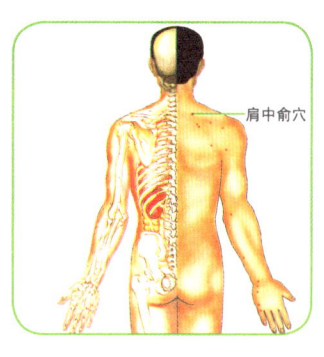

## 16.天窗穴

[定位] 该穴位于人体的颈外侧部, 胸锁乳突肌的后缘, 扶突后, 与喉结平。

[解剖] 有颈升动脉。分布着颈皮神经, 当耳大神经丛的发出部。

[主治] 咽喉肿痛, 暴喑, 耳聋, 耳鸣, 颈项强痛。现多用于甲状腺肿大, 口颊炎, 齿龈炎, 肋间神经痛等。

[配伍] 配列缺治颈项强痛。

[刺灸法] 直刺0.3~0.7寸; 可灸。

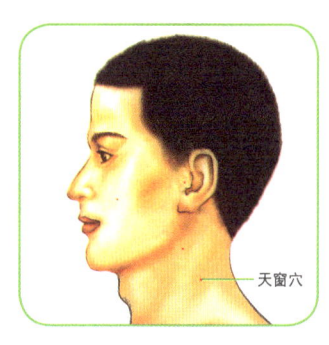

### 17.天容穴

[定位] 该穴位于人体的颈外侧部,当下颌角的后方,胸锁乳突肌的前缘凹陷中。

[解剖] 前为颈外静脉,深层为颈内动、静脉。分布着耳大神经的前支,面神经的颈支,深层为交感神经链通过。

[主治] 耳聋,耳鸣,咽喉肿痛,颊肿,咽中如梗,气瘿。现多用于扁桃体炎,颈项部扭伤等。

[配伍] 配列缺治颈项强痛。

[刺灸法] 直刺0.5~0.7寸;可灸。

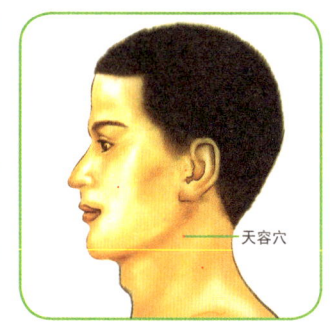

### 18.颧髎穴

[定位] 该穴位于人体的面部,当目外眦直下,颧骨下缘凹陷处。

[解剖] 有面横动、静脉分支。分布着面神经及眶下神经。

[主治] 口眼歪斜,眼睑瞤动,面痛,齿痛,颊肿,目黄。现多用于面神经麻痹,面肌痉挛等。

[配伍] 配地仓、颊车治口歪;配合谷治齿痛。

[刺灸法] 直刺0.5~0.8寸。

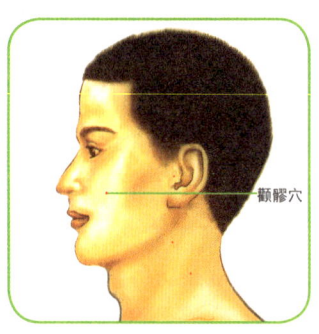

### 19.听宫穴

[定位] 该穴位于人体的面部,耳屏前,下颌骨髁状突的后方,张口时呈凹陷处。

[解剖] 有颞浅动、静脉的耳前支。分布着面神经分支及耳颞神经。

[主治] 耳聋,耳鸣,聤耳,牙关不利,齿痛。现多用于聋哑,中耳炎,下颌关节功能紊乱,声音嘶哑等。

[配伍] 配翳风、中渚治耳鸣、耳聋。

[刺灸法] 张口,直刺0.5~1.0寸;可灸。

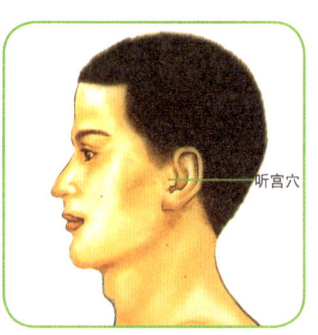

# 第九章

## 足太阳膀胱经

ZU TAI YANG PANG GUANG JING

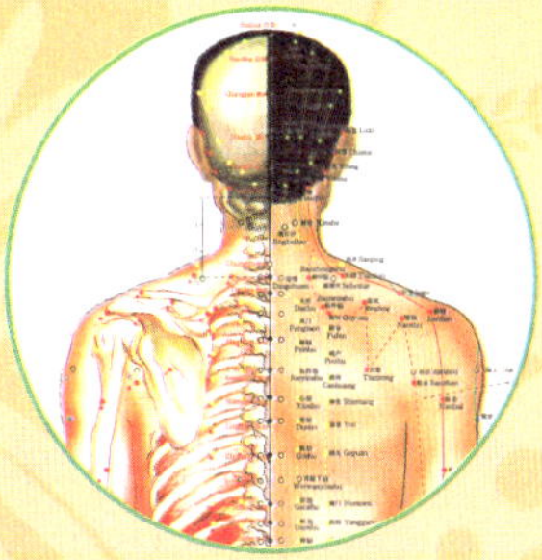

# 第九章 足太阳膀胱经

人体十二经脉之一，简称膀胱经。本经脉分支从头顶部分出，到耳上角部。直行本脉从头顶部分别向后行至枕骨处，进入颅腔，络脑，回出分别下行到项部（天柱穴），下行交会于大椎穴，再分左右沿肩胛内侧，脊柱两旁（1.5寸），到达腰部（肾俞穴），进入脊柱两旁的肌肉，深入体腔，络肾，属膀胱。本经脉一分支从腰部分出，沿脊柱两旁下行，穿过臀部，从大腿后侧外缘下行至腘窝中（委中穴）。另一分支从项分出下行，经肩胛内侧，从附分穴挟脊（3寸）下行至髀枢，经大腿后侧至腘窝中与前一支脉会合，然后下行穿过腓肠肌，出走于足外踝后，沿足背外侧缘至小趾外侧端（至阴穴），交于足少阴肾经。

## 主要标度

恶寒，发热，鼻塞，鼻衄，头痛，目痛，项背、腰、臀部及下肢后侧疼痛，足小趾麻木不用，少腹胀满，小便不利，遗尿。

### 1.睛明穴

[定位] 该穴位于人体的面部，目内眦角稍上方凹陷处。

[解剖] 有内眦动、静脉，深层上方为眼动、静脉本干。分布着滑车上、下神经，深层为动眼神经和眼神经。

[主治] 目赤肿痛，眦痒，迎风流泪，夜盲，色盲，目眩，近视。现多用于散光、视神经炎、视神经萎缩，视网膜炎，视网膜出血，翼状胬肉，早期轻度白内障等。

[配伍] 配球后、光明治视目不明。

[刺灸法] 嘱患者闭目，医者左手轻推眼球向外侧固定，右手持针，紧靠眶缘，缓慢进针，直刺0.3~0.7寸。不做大幅度捻转、提插，出针后按揉针孔片刻，以防出血；本穴禁灸。

### 2.攒竹穴

[定位] 该穴位于人体的面部，当眉头陷中，眶上切迹处。

[解剖] 有额动、静脉。分布着额神经内侧支。

[主治] 头痛，目眩，眉棱骨痛，目视不明，迎风流泪，目赤肿痛，眼睑瞤动，青盲。现多用于视力

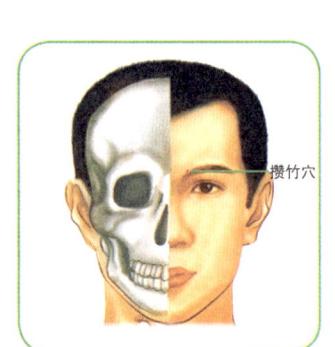

减退，急性结膜炎，视网膜出血，视神经萎缩，角膜白斑，面肌痉挛等。

[配伍] 配阳白治口眼歪斜、眼睑下垂。

[刺灸法] 横刺0.3~0.5寸或三棱针点刺出血。

### 3.眉冲穴

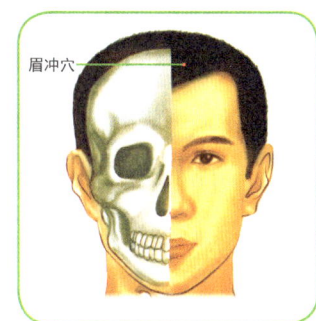

[定位] 该穴位于人体的头部，当攒竹直上入发际0.5寸，神庭与曲差连线之间。

[解剖] 血管、神经分布同攒竹。

[主治] 头痛，眩晕，痫证，鼻塞。现多用于鼻炎，癫痫等。

[配伍] 配太阳治头痛。

[刺灸法] 横刺0.3~0.5寸。

### 4.曲差穴

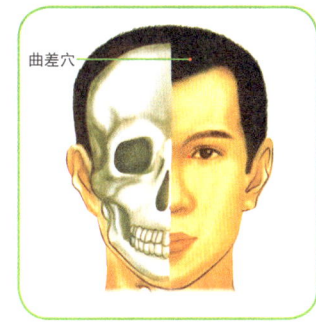

[定位] 该穴位于人体的头部，当发际正中直上0.5寸，旁开1.5寸，即神庭与头维连线的内1/3与中1/3交点上。

[解剖] 有额动、静脉。分布着额神经外侧支。

[主治] 头痛，鼻塞，鼻衄，目视不明，目眩。现多用于面神经麻痹，三叉神经痛等。

[配伍] 配合谷治头痛、鼻塞。

[刺灸法] 横刺0.3~0.5寸；可灸。

### 5.五处穴

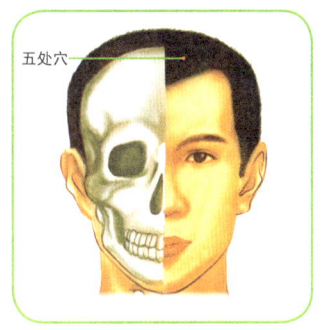

[定位] 该穴位于人体的头部，当前发际正中直上1寸，旁开1.5寸。

[解剖] 血管、神经分布同曲差。

[主治] 头痛，目眩，痫证。现多用于小儿惊风等。

[配伍] 配合谷、太冲治头痛、目眩。

[刺灸法] 横刺0.3~0.5寸；可灸。

### 6.承光穴

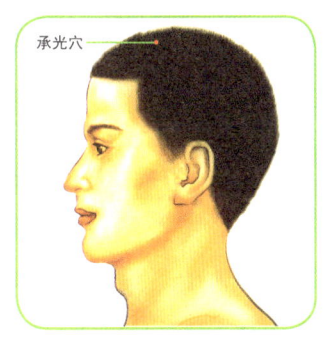

[定位] 该穴位于人体的头部，当前发际正中直上2.5寸，旁开1.5寸。

[解剖] 有额动、静脉，颞浅动、静脉及枕动、静脉的吻合网。当额神经外侧

支和枕大神经吻合支处。

［主治］头痛，目眩，鼻塞。现多用于角膜白斑，鼻炎，感冒等。

［配伍］配百会治头痛。

［刺灸法］横刺0.3~0.5寸。

### 7.通天穴

［定位］该穴位于人体的头部，当前发际正中直上4寸，旁开1.5寸。

［解剖］有颞浅动、静脉和枕动、静脉的吻合网。分布着枕大神经分支。

［主治］头痛，眩晕，鼻塞，鼻衄，鼻渊。现多用于口肌痉挛，慢性气管炎，三叉神经痛等。

［配伍］配迎香、合谷治鼻疾。

［刺灸法］横刺0.3~0.5寸；可灸。

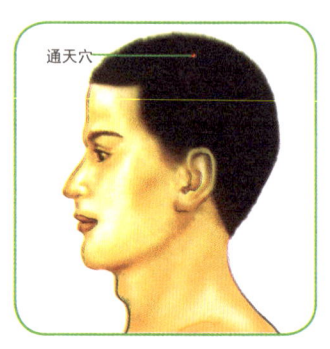

### 8.络却穴

［定位］该穴位于人体的头部，当前发际正中直上5.5寸，旁开1.5寸。

［解剖］有枕动、静脉分支。分布着枕大神经分支。

［主治］眩晕，目视不明，耳鸣，癫狂。现多用于面神经麻痹，甲状腺肿，枕肌和斜方肌痉挛，白内障，精神病，忧郁症等。

［配伍］配风池治头晕。

［刺灸法］横刺0.3~0.5寸。

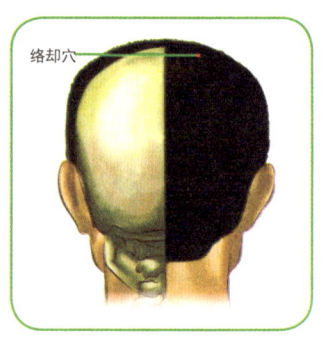

### 9.玉枕穴

［定位］该穴位于人体的后头部，当后发际正中直上2.5寸，旁开1.3寸，平枕外凸上缘的凹陷处。

［解剖］有枕动、静脉。分布着枕大神经分支。

［主治］头颈痛，眩晕，目痛，鼻塞。现多用于视觉减退，多汗症等。

［配伍］配大椎治头颈痛。

［刺灸法］横刺0.3~0.5寸；可灸。

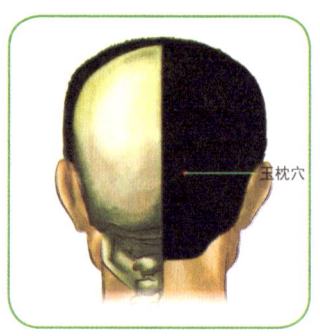

### 10.天柱穴

[定位] 该穴位于人体的颈部,大筋(斜方肌)外缘之后发际凹陷中,约当后发际正中旁开1.3寸。

[解剖] 有枕动、静脉干。分布着枕大神经干。

[主治] 头痛,鼻塞,咽喉肿痛,项强,肩背痛。现多用于咽喉炎,癔症,神经衰弱等。

[配伍] 配大椎治头痛项强。

[刺灸法] 直刺0.5~0.8寸。

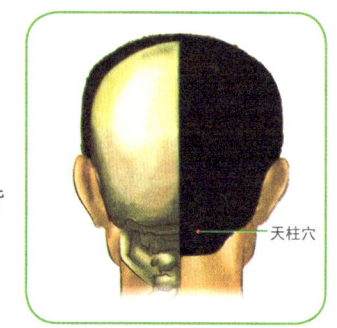
天柱穴

### 11.大杼穴

[定位] 该穴位于人体的背部,当第一胸椎棘突下,旁开1.5寸。

[解剖] 有肋间动、静脉后支的内侧支。分布着第一、二胸神经后支的内侧皮支,深层为外侧支。

[主治] 头痛,项背痛,咳嗽,发热,颈项强直。现多用于颈椎病等。

[配伍] 配肩中俞、肩外俞治肩背痛。

[刺灸法] 斜刺0.5~0.7寸;可灸。

### 12.风门穴

[定位] 该穴位于人体的背部,当第二胸椎棘突下,旁开1.5寸。

[解剖] 有肋间动、静脉后支的内侧支。分布着第二、三胸神经后支的内侧皮支,深层为外侧支。

[主治] 伤风咳嗽,发热,头痛,项强,腰背痛。现多用于感冒,支气管炎,肺炎,百日咳,荨麻疹等。

[配伍] 配肺俞、大椎治咳嗽、气喘;配合谷治伤风咳嗽。

[刺灸法] 斜刺0.5~0.7寸;可灸。

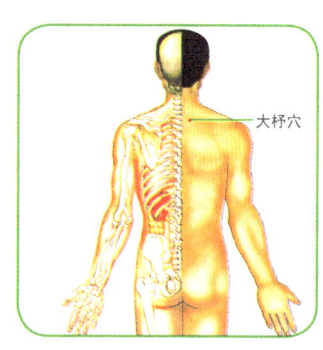
风门穴  肺俞穴

### 13.肺俞穴

[定位] 该穴位于人体的背部,当第三胸椎棘突下,旁开1.5寸。

[解剖] 有肋间动、静脉后支的内侧支。分布着第三、四胸神经后支的内侧皮

支，深层为外侧支。

[主治] 咳嗽，气喘，胸痛，吐血，骨蒸潮热，盗汗。现多用于皮肤瘙痒，荨麻疹，肺结核，肺炎等。

[配伍] 配风门治咳嗽气喘；配合谷、迎香治鼻疾。

[刺灸法] 斜刺0.5~0.7寸；可灸。

### 14.厥阴俞穴

[定位] 该穴位于人体的背部，当第四胸椎棘突下，旁开1.5寸。

[解剖] 有肋间动、静脉后支的内侧支。分布着第四、五胸神经后支的内侧皮支，深层为外侧支。

[主治] 咳嗽，心痛，心悸，胸闷，呕吐。现多用于风湿性心脏病，神经衰弱，肋间神经痛等。

[配伍] 配内关治心痛、心悸。

[刺灸法] 斜刺0.5~0.7寸。

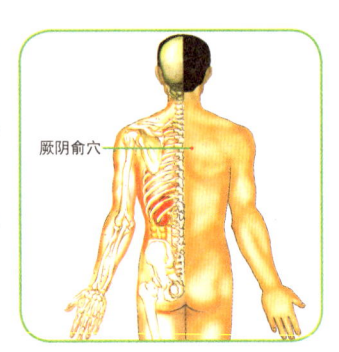

### 15.心俞穴

[定位] 该穴位于人体的背部，当第五胸椎棘突下，旁开1.5寸。

[解剖] 有肋间动、静脉后支的内侧支。分布着第五、六胸神经后支的内侧皮支，深层为外侧支。

[主治] 心痛，惊悸，健忘，心烦，咳嗽，吐血，梦遗，盗汗，癫狂，痫证。现多用于冠心病，心绞痛，风心病，神经衰弱，肋间神经痛，精神分裂症，癔症等。

[配伍] 配巨阙、内关治心痛、惊悸；配内关、神门治失眠、健忘。

[刺灸法] 斜刺0.5~0.7寸；可灸。

### 16.督俞穴

[定位] 该穴位于人体的背部，当第六胸椎棘突下，旁开1.5寸。

[解剖] 有肋间动、静脉后支的内侧支，颈横动脉降支。分布着肩胛背神经，第六、七胸神经后支的内侧皮支，深层为外侧支。

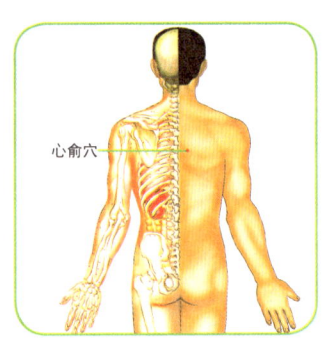

[主治] 心痛，胃痛。现多用于心内膜炎，膈肌痉挛，乳腺炎，皮肤瘙痒，牛皮癣等。

[配伍] 配内关治心痛、胸闷。

[刺灸法] 斜刺0.5~0.7寸；可灸。

### 17.膈俞穴

[定位] 该穴位于人体的背部，当第七胸椎棘突下，旁开1.5寸。

[解剖] 有肋间动、静脉后支的内侧支。分布着第七、八胸神经后支的内侧皮支，深层为外侧支。

[主治] 呕吐，呃逆，噎膈，饮食不下，气喘，咳嗽，吐血，潮热，盗汗，风疹。现多用于贫血，慢性出血性疾病，膈肌痉挛，胃炎，肠炎，荨麻疹，小儿营养不良等。

[配伍] 配内关、足三里治呕吐、呃逆；配足三里、血海、膏肓治贫血。

[刺灸法] 斜刺0.5~0.7寸；可灸。

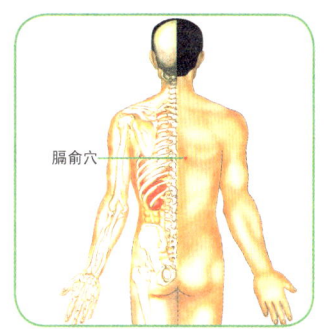

### 18.肝俞穴

[定位] 该穴位于人体的背部，当第九胸椎棘突下，旁开1.5寸。

[解剖] 有肋间动、静脉后支的内侧支。分布着第九、十胸神经后支的内侧皮支，深层为外侧支。

[主治] 黄疸，胁痛，目赤，目眩，雀目，癫狂，痫证，脊背痛，吐血，鼻衄。现多用急、慢性肝炎，胆囊炎，视网膜出血，胃炎，胃痉挛，肋间神经痛，神经衰弱，精神病，月经不调等。

[配伍] 配支沟、阳陵泉治胁痛；配太冲治目眩。

[刺灸法] 斜刺0.5~0.7寸；可灸。

### 19.胆俞穴

[定位] 该穴位于人体的背部，当第十胸椎棘突下，旁开1.5寸。

[解剖] 有肋间动、静脉后支的内侧支。分布着第十、十一胸神经后支的内侧皮支，深层为外侧支。

[主治] 黄疸，口苦，胸胁痛，肺痨，潮热。现多用于胆囊炎，胆道蛔虫，急慢性肝炎，胃炎，腋窝淋巴结炎，肋间神经痛等。

[配伍] 配阳陵泉、太冲治胆道疾病。

[刺灸法] 斜刺0.5~0.7寸；可灸。

### 20.脾俞穴

[定位] 该穴位于人体的背部，当第十一胸椎棘突下，旁开1.5寸。

[解剖] 有肋间动、静脉后支的内侧支。分布着第十一、十二胸神经后支的内侧皮支，深层为外侧支。

[主治] 胃脘痛，腹胀，黄疸，呕吐，泄泻，痢疾，便血，月经过多，水肿，纳呆，背痛。现多用于胃溃疡，胃炎，胃下垂，神经性呕吐，肝炎，贫血，慢性出血性疾病，糖尿病等。

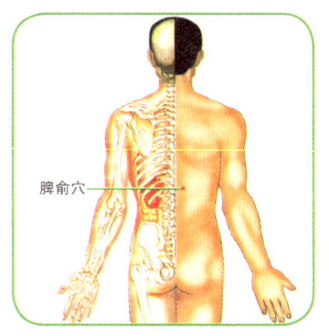

[配伍] 配足三里治腹胀、便秘。

[刺灸法] 斜刺0.5~0.7寸；可灸。

### 21.胃俞穴

[定位] 该穴位于人体的背部，当第十二胸椎棘突下，旁开1.5寸。

[解剖] 有肋下动、静脉后支的内侧支。分布着第十二胸神经后支的内侧皮支，深层为外侧支。

[主治] 胸胁痛，胃脘痛，纳呆，腹胀，肠鸣，泄泻，翻胃，呕吐。现多用于胃下垂，胃痉挛，胰腺炎，糖尿病等。

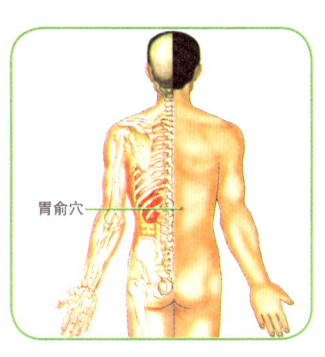

[配伍] 配中脘、梁丘治胃痛。

[刺灸法] 斜刺0.5~0.7寸；可灸。

### 22.三焦俞穴

[定位] 该穴位于人体的腰部，当第一腰椎棘突下，旁开1.5寸。

[解剖] 有第一腰动、静脉后支。分布着第十胸神经后支外侧皮支，深层为第一腰神经后支的外侧支。

[主治] 腹胀，肠鸣，完谷不化，呕吐，泄泻，痢疾，水肿，腰背强痛。现多用于尿潴留，胃炎，肠炎，肾炎，神经衰弱等。

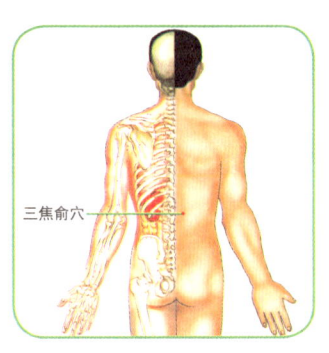

[配伍]配气海、足三里治肠鸣、腹胀。

[刺灸法]直刺0.5~1.0寸；可灸。

### 23.肾俞穴

[定位]该穴位于人体的腰部，当第二腰椎棘突下，旁开1.5寸。

[解剖]有第二腰动、静脉后支。分布着第一腰神经后支的外侧皮支，深层为外侧支。

[主治]遗精，阳痿，遗尿，月经不调，白带，腰痛，腰膝酸软，头昏目眩，耳鸣，耳聋，水肿，气喘，泄泻。现多用于肾炎，尿路感染，半身不遂等。

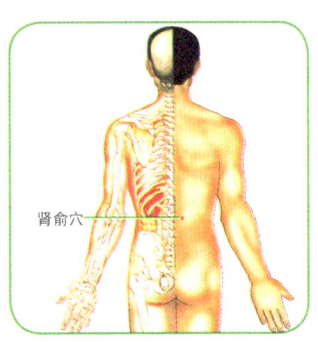

[配伍]配太溪、三阴交治月经不调；配翳风、耳门治耳鸣耳聋。

[刺灸法]直刺0.8~1.2寸；可灸。

### 24.气海俞穴

[定位]该穴位于人体的腰部，当第三腰椎棘突下，旁开1.5寸。

[解剖]有第三腰动、静脉后支。分布着第二腰神经后支的外侧皮支。

[主治]腰痛，月经不调，痛经，气喘。现多用于功能性子宫出血，下肢瘫痪等。

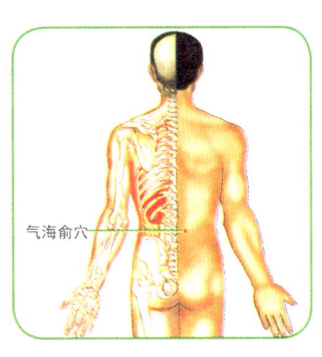

[配伍]配足三里、天枢治腹胀、肠鸣。

[刺灸法]直刺0.8~1.2寸；可灸。

### 25.大肠俞穴

[定位]该穴位于人体的腰部，当第四腰椎棘突下，旁开1.5寸。

[解剖]有第四腰动、静脉后支。分布着第三腰神经的后支。

[主治]腰脊酸痛，腹胀，肠鸣，泄泻，便秘，下肢痿痹，腰腿痛。现多用于骶髂关节炎，坐骨神经痛，阑尾炎，肠出血，脚气等。

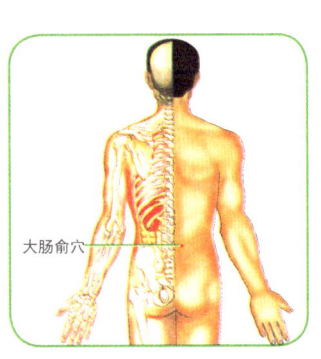

[配伍]配气海、足三里、支沟治便秘。

[刺灸法]直刺0.8~1.2寸；可灸。

## 26.关元俞穴

[定位] 该穴位于人体的腰部,当第五腰椎棘突下,旁开1.5寸。

[解剖] 有腰最下动、静脉后支。分布着第五腰神经后支。

[主治] 腰痛,腹胀,泄泻,遗尿,腰腿痛,小便频数。现多用于慢性肠炎,糖尿病,贫血,慢性盆腔炎,膀胱炎等。

[配伍] 配气海治腹胀。

[刺灸法] 直刺0.8~1.2寸;可灸。

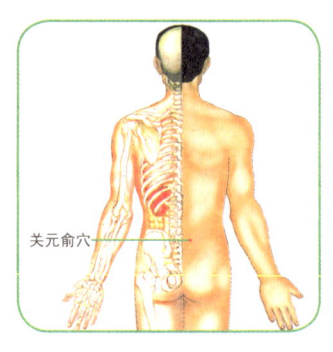

## 27.小肠俞穴

[定位] 该穴位于人体的骶部,当骶正中嵴旁1.5寸,平第一骶后孔。

[解剖] 有骶外侧动、静脉后支。分布着第一骶神经后支的外侧支。

[主治] 小腹胀痛,痢疾,遗精,尿血,遗尿,白带,腰骶痛,腰腿痛。现多用于骶髂关节炎,肠炎,盆腔炎,淋病,子宫内膜炎等。

[配伍] 配天枢、足三里、上巨虚、关元治腹胀、痢疾、便秘;配肾俞、三阴交、三焦俞、关元、曲泉治泌尿系结石。

[刺灸法] 直刺0.8~1.2寸;可灸。

## 28.膀胱俞穴

[定位] 该穴位于人体的骶部,当骶正中嵴旁1.5寸,平第二骶后孔。

[解剖] 有骶外侧动、静脉后支。分布着第一、二骶神经后支的外侧支。

[主治] 小便不通,遗尿,尿频,泄泻,便秘,腰脊强痛。现多用于坐骨神经痛,痢疾,糖尿病,子宫内膜炎,膀胱炎,膀胱结石等。

[配伍] 配肾俞治小便不利。

[刺灸法] 直刺0.8~1.2寸;可灸。

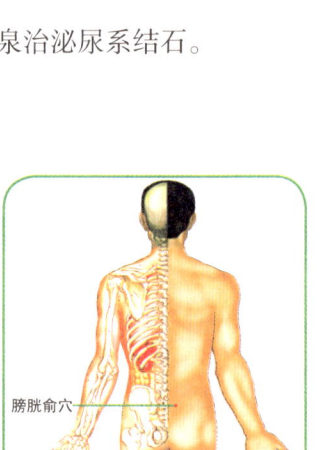

### 29.中膂俞穴

[定位] 该穴位于人体的骶部，当骶正中嵴旁1.5寸，平第三骶后孔。

[解剖] 有骶外侧动、静脉后支，臀下动、静脉分支。分布着第三、四骶神经后支的外侧支。

[主治] 痢疾，疝气，腰脊强痛。现多用于腰骶神经根病，肠炎，糖尿病等。

[配伍] 配大敦治疝气。

[刺灸法] 直刺0.8~1.2寸；可灸。

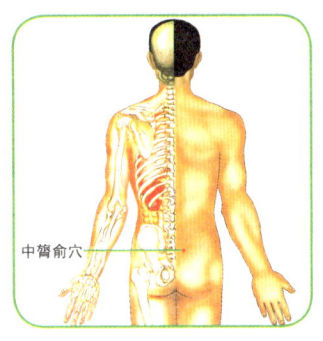

### 30.白环俞穴

[定位] 该穴位于人体的骶部，当骶正中嵴旁1.5寸，平第四骶后孔。

[解剖] 有臀下动、静脉，深层为阴部内动、静脉。分布着臀下皮神经，第三、四骶神经后支的外侧支及臀下神经。

[主治] 遗尿，疝痛，白带，月经不调，腰髋冷痛，二便不利，里急后重，脱肛。现多用于坐骨神经痛，子宫内膜炎，小儿麻痹后遗症，下肢瘫痪等。

[配伍] 配三阴交、肾俞治遗尿、月经不调。

[刺灸法] 直刺0.8~1.2寸。

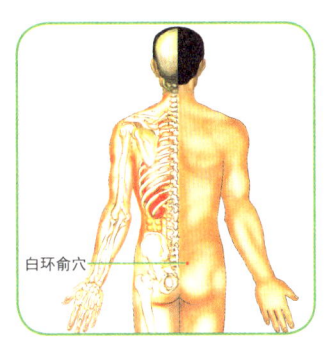

### 31.上髎穴

[定位] 该穴位于人体的骶部，当髂后上棘与后正中线之间，适对第一骶后孔处。

[解剖] 有骶外侧动、静脉后支。为第一骶神经后支通过处。

[主治] 腰痛，二便不利，月经不调，赤白带下，阴挺。现多用于骶髂关节炎，坐骨神经痛，下肢瘫痪，小儿麻痹后遗症等。

[配伍] 配三阴交、中极治小便不利。

[刺灸法] 直刺0.8~1.2寸；可灸。

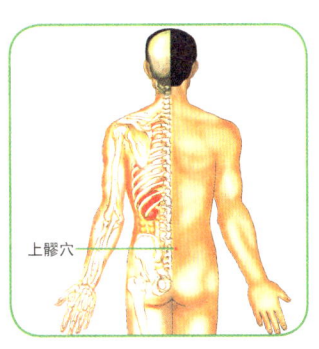

## 32.次髎穴

[定位] 该穴位于人体的骶部，当髂后上棘与后正中线之间，适对第二骶后孔处。

[解剖] 有骶外侧动、静脉后支。为第二骶神经后支通过处。

[主治] 腰痛，疝气，月经不调，赤白带下，痛经，遗精，阳痿，遗尿，小便不利，下肢痿痹。现多用于尿潴留，睾丸炎，卵巢炎，盆腔炎，子宫内膜炎等。

[配伍] 配三阴交、中极、肾俞治遗尿；配血海治痛经。

[刺灸法] 直刺0.8~1.2寸；可灸。

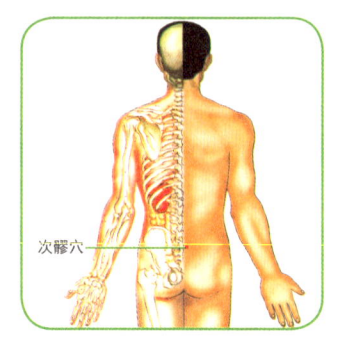

## 33.中髎穴

[定位] 该穴位于人体的骶部，当次髎下内方，适对第三骶后孔处。

[解剖] 有骶外侧动、静脉后支。为第三骶神经后支通过处。

[主治] 腰痛，便秘，泄泻，小便不利，月经不调，带下。现多用于下肢瘫痪，小儿麻痹后遗症等。

[配伍] 配足三里治便秘。

[刺灸法] 直刺0.8~1.2寸；可灸。

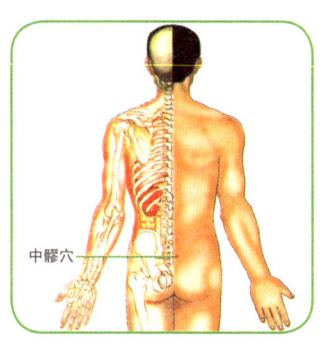

## 34.下髎穴

[定位] 该穴位于人体的骶部，当次髎下内方，适对第四骶后孔处。

[解剖] 有臀下动、静脉分支。为第四骶神经后支通过处。

[主治] 腰痛，小腹痛，小便不利，便秘，带下。现多用于子宫内膜炎，盆腔炎，尿潴留，下肢瘫痪等。

[配伍] 配气海治腹痛。

[刺灸法] 直刺0.8~1.2寸；可灸。

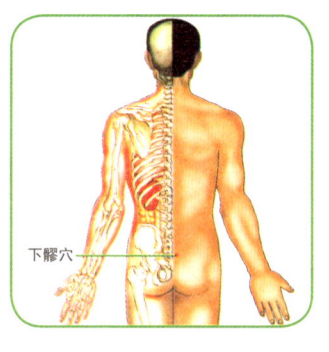

### 35.会阳穴

[定位] 该穴位于人体的骶部，尾骨旁开0.5寸。

[解剖] 有臀下动、静脉分支。分布着尾神经。

[主治] 痢疾，便血，泄泻，痔疾，阳痿，带下。现多用于阴部神经性皮炎，淋病，坐骨神经痛等。

[配伍] 配承山治痔疾。

[刺灸法] 直刺0.5~1.0寸；可灸。

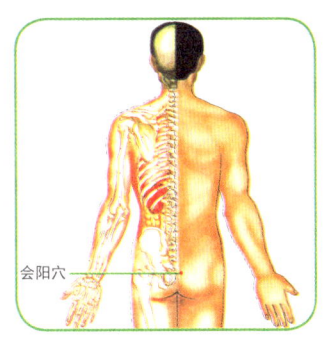

### 36.承扶穴

[定位] 该穴在人体的大腿后面，臀下横纹的中点。

[解剖] 有与坐骨神经并行的动、静脉。分布着股后皮神经，深层正当坐骨神经。

[主治] 腰骶臀股疼痛，下肢痿痹，大便难，痔疾。现多用于坐骨神经痛，小儿麻痹后遗症，尿潴留等。

[配伍] 配委中治腰骶疼痛。

[刺灸法] 直刺1.0~1.5寸；可灸。

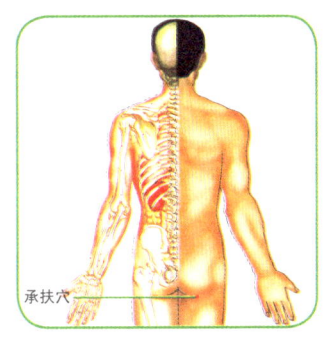

### 37.殷门穴

[定位] 该穴位于人体的大腿后面，当承扶与委中的连线上，承扶下6寸。

[解剖] 外侧为股深动、静脉第三穿支。分布着股后皮神经，深层正当坐骨神经。

[主治] 腰痛，腰腿痛，下肢痿痹、瘫痪。现多用于坐骨神经痛，下肢麻痹，小儿麻痹后遗症等。

[配伍] 配大肠俞治腰痛。

[刺灸法] 直刺1.0~2.0寸；可灸。

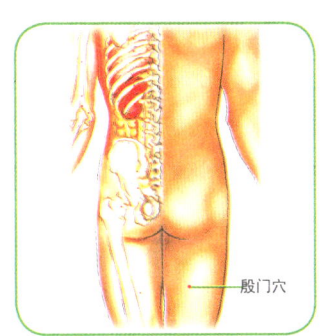

### 38.浮郄穴

[定位] 该穴位于人体的腘横纹外侧端，委阳上1寸，股二头肌腱的内侧。

[解剖] 有膝上外侧动、静脉。分布着股后皮神经及腓总神经。

[主治] 臀股麻木，腘筋挛急。现多用于急性胃肠

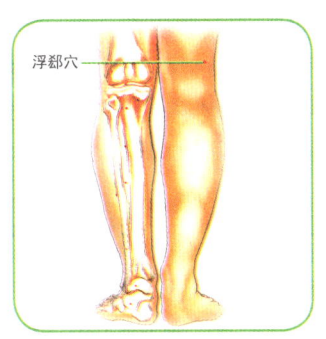

炎，膀胱炎，尿闭等。

[配伍] 配承山治下肢痿痹。

[刺灸法] 直刺0.5~1.0寸；可灸。

### 39.委阳穴

[定位] 该穴位于人体的腘横纹外端，当股二头肌腱的内侧。

[解剖] 血管、神经分布同浮郄。

[主治] 腰脊强痛，小腹胀满，水肿，小便不利，腿足挛痛。现多用于腰背肌痉挛，腓肠肌痉挛，肾炎，膀胱炎等。

[配伍] 配三焦俞、肾俞治小便不利。

[刺灸法] 直刺0.5~1.0寸；可灸。

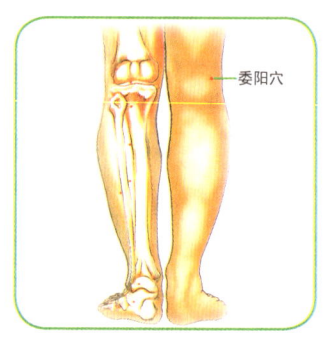

### 40.委中穴

[定位] 该穴位于人体的腘横纹中点，当股二头肌腱与半腱肌肌腱的中间。

[解剖] 皮下有股腘静脉，深层内侧为腘静脉，最深层为腘动脉。分布着股后皮神经及胫神经。

[主治] 腰痛，下肢痿痹，腹痛，吐泻，小便不利，遗尿，丹毒。

[配伍] 配大肠俞治腰痛。

[刺灸法] 直刺0.5~1.0寸或用三棱针点刺出血。

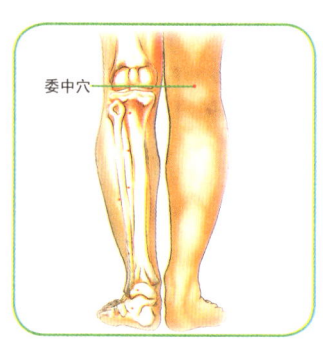

### 41.附分穴

[定位] 该穴位于人体的背部，当第二胸椎棘突下，旁开3寸。

[解剖] 有颈横动脉降支及肋间动、静脉后支的外侧支。分布着第一、二胸神经后支的外侧皮支，深层为肩胛背神经。

[主治] 肩背拘急，颈项强痛，肘臂麻木。现多用于颈部肌肉痉挛，肺炎，肋间神经痛等。

[配伍] 配大椎治颈项强痛。

[刺灸法] 斜刺0.3~0.5寸；可灸。

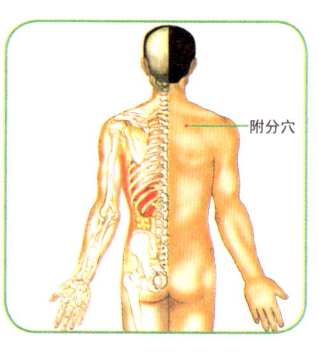

### 42.魄户穴

[定位] 该穴位于人体的背部,当第三胸椎棘突下,旁开3寸。

[解剖] 有肋间动脉后支及颈横动脉降支。分布着第二、三胸神经后支内侧皮支,深层为外侧支及肩胛背神经。

[主治] 肺痨,咯血,咳嗽,气喘,项强,肩背痛。现多用于支气管炎,肺炎等。

[配伍] 配天突、膻中治咳喘。

[刺灸法] 斜刺0.3~0.5寸;可灸。

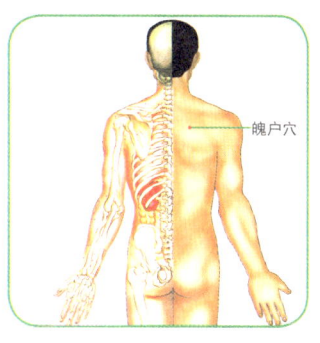

### 43.膏肓穴

[定位] 该穴位于人体的背部,当第四胸椎棘突下,旁开3寸。

[解剖] 有肋间动脉后支及颈横动脉降支。分布着第二、三胸神经后支的内侧皮支,深层为外侧支及肩胛背神经。

[主治] 肺痨,咳嗽,气喘,吐血,盗汗,健忘,遗精。现多用于肺结核,支气管炎,胸膜炎,神经衰弱,各种慢性虚损性疾病等。

[配伍] 配尺泽、肺俞治咳喘。

[刺灸法] 斜刺0.3~0.5寸;可灸。

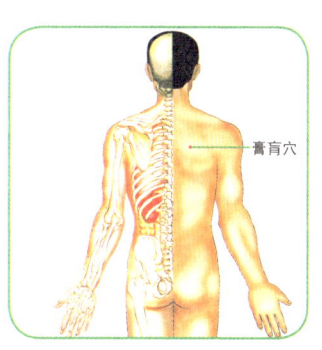

### 44.神堂穴

[定位] 该穴位于人体的背部,当第五胸椎棘突下,旁开3寸。

[解剖] 有肋间动、静脉后支及颈横动脉降支。分布着第四、五胸神经后支的内侧皮支,深层为外侧支及肩胛背神经。

[主治] 气喘,心痛,心悸,胸闷,咳嗽。现多用于心脏病,神经衰弱,精神分裂症,肋间神经痛等。

[配伍] 配膻中治胸闷。

[刺灸法] 斜刺0.3~0.5寸;可灸。

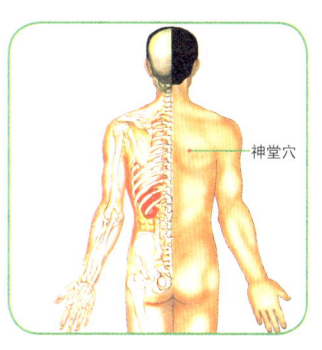

### 45.譩譆穴

[定位] 该穴位于人体的背部，当第六胸椎棘突下，旁开3寸。

[解剖] 有肋间动、静脉后支。分布着第五、六胸神经后支的内侧皮支，深层为外侧支。

[主治] 咳嗽，气喘，肩背痛。现多用于肋间神经痛，腋神经痛，腰背肌痉挛等。

[配伍] 配大椎、肩外俞治肩背痛；配定喘、膻中有理气宽胸、止咳平喘的作用，主治咳嗽，气喘；配大椎、外关有解表清热截疟疾的作用，主治热病、疟疾。

[刺灸法] 斜刺0.3~0.5寸；可灸。

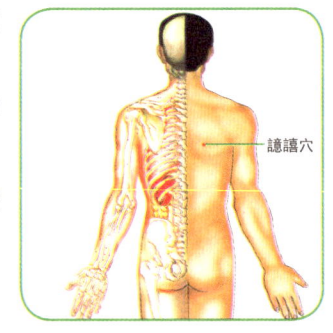

譩譆穴

### 46.膈关穴

[定位] 该穴位于人体的背部，当第七胸椎棘突下，旁开3寸。

[解剖] 有肋间动、静脉后支。分布着第六、七胸神经后支的内侧皮支，深层为外侧支。

[主治] 饮食不下，呃逆，呕吐，嗳气，脊背强痛。现多用于肋间神经痛，膈肌痉挛，胃出血等。

[配伍] 配内关治嗳气。

[刺灸法] 斜刺0.3~0.5寸；可灸。

### 47.魂门穴

[定位] 该穴位于人体的背部，当第九胸椎棘突下，旁开3寸。

[解剖] 有肋间动、静脉后支。分布着第七、八胸神经后支的外侧支。

[主治] 胸胁痛，背痛，呕吐，泄泻。

[配伍] 配阳陵泉、支沟治胸胁痛。

[刺灸法] 斜刺0.3~0.5寸；可灸。

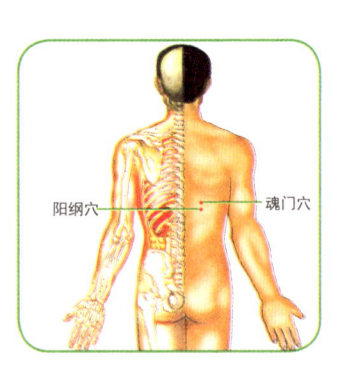

阳纲穴　　魂门穴

### 48.阳纲穴

[定位] 该穴位于人体的背部，当第十胸椎棘突下，旁开3寸。

[解剖] 有肋间动、静脉后支。分布着第八、九胸神经后支的外侧支。

[主治] 肠鸣，腹痛，泄泻，胁痛，黄疸。现多用于胃炎，肝炎，胆囊炎等。

[配伍] 配气海治腹胀。

[刺灸法] 斜刺0.3~0.5寸；可灸。

### 49.意舍穴

[定位] 该穴位于人体的背部，当第十一胸椎棘突下，旁开3寸。

[解剖] 有肋间动、静脉后支。分布着第十、十一胸神经后支的外侧支。

[主治] 腹胀，肠鸣，呕吐，泄泻，饮食不下。现多用于糖尿病等。

[配伍] 配脾俞、胃俞治腹胀。

[刺灸法] 斜刺0.3~0.5寸；可灸。

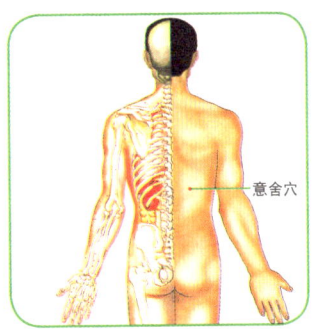

### 50.胃仓穴

[定位] 该穴位于人体的背部，当第十二胸椎棘突下，旁开3寸。

[解剖] 有肋下动、静脉后支。分布着第十一胸神经后支的外侧支。

[主治] 腹胀，胃脘痛，脊背痛，小儿食积。现多用于胃炎，胃、十二指肠溃疡，肠炎等。

[配伍] 配足三里治胃痛。

[刺灸法] 斜刺0.3~0.5寸；可灸。

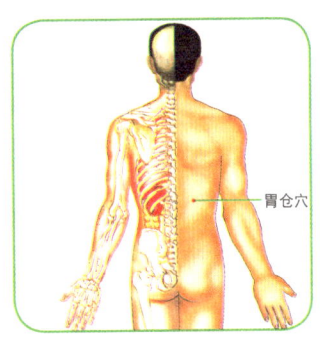

### 51.肓门穴

[定位] 该穴位于人体的腰部，当第一腰椎棘突下，旁开3寸。

[解剖] 有第一腰动、静脉后支。分布着第十二胸神经后支的外侧支。

[主治] 腹痛，便秘，痞块。现多用于胃炎，脾肿大，下肢瘫痪等。

[配伍] 配气海、天枢治便秘。

[刺灸法] 斜刺0.3~0.5寸；可灸。

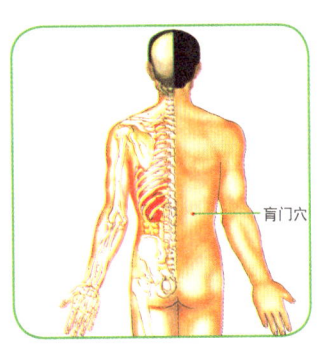

## 52.志室穴

[定位] 该穴位于人体的腰部,当第二腰椎棘突下,旁开3寸。

[解剖] 有第二腰动、静脉后支。为第十二胸神经后支的外侧支及第一腰神经的外侧支。

[主治] 遗精,阳痿,遗尿,尿频,小便不利,月经不调,腰膝酸痛,水肿。现多用于肾下垂,前列腺炎,阴囊湿疹,下肢瘫痪等。

[配伍] 配命门治遗精。

[刺灸法] 直刺0.5~1.0寸;可灸。

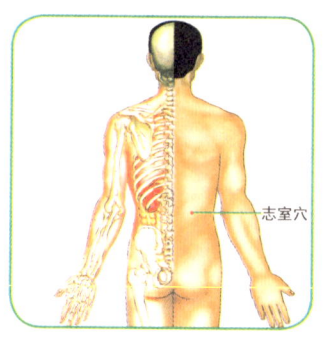

## 53.胞肓穴

[定位] 该穴位于人体的臀部,平第二骶后孔,骶正中嵴旁开3寸。

[解剖] 有臀上动、静脉。分布着臀上皮神经,深层为臀上神经。

[主治] 肠鸣,腹胀,腰脊痛,尿闭。

[配伍] 配委中治腰痛。

[刺灸法] 直刺0.8~1.2寸;可灸。

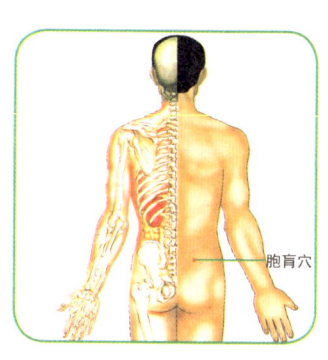

## 54.秩边穴

[定位] 该穴位于人体的臀部,平第四骶后孔,骶正中嵴旁开3寸。

[解剖] 有臀下动、静脉。分布着臀下神经、股后皮神经及坐骨神经。

[主治] 腰骶痛,下肢痿痹,小便不利,外阴肿痛,痔疾,大便难。现多用于膀胱炎,睾丸炎,坐骨神经痛等。

[配伍] 配委中、大肠俞治腰腿疼痛。

[刺灸法] 直刺1.5~2.0寸;可灸。

## 55.合阳穴

[定位] 该穴位于人体的小腿后面,当委中与承山的连线上,委中下2寸。

[解剖] 有小隐静脉,深层为腘动、静脉。分布着腓肠内侧皮神经,深层为胫神经。

[主治] 腰脊痛，下肢痿痹、麻痹。现多用于腓肠肌痉挛，子宫内膜炎，痔疾等。

[配伍] 配腰阳关治腰痛。

[刺灸法] 直刺0.7~1.0寸；可灸。

### 56.承筋穴

[定位] 该穴位于人体的小腿后面，当委中与承山连线上，腓肠肌肌腹中央，委中下5寸。

[解剖] 有小隐静脉，深层为胫后动、静脉。分布着腓肠内侧皮神经，深层为胫神经。

[主治] 腿痛转筋，痔疾，腰背拘急。现多用于下肢麻痹，腓肠肌痉挛，坐骨神经痛等。

[配伍] 配委中治下肢挛痛。

[刺灸法] 直刺0.8~1.2寸；可灸。

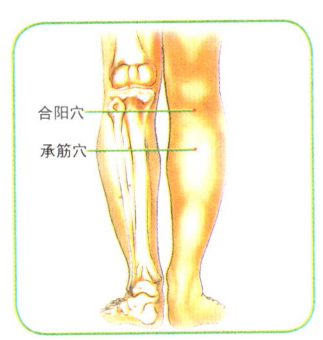

### 57.承山穴

[定位] 该穴位于人体的小腿后面正中，委中穴与昆仑穴之间，当伸直小腿或足跟上提时，腓肠肌肌腹下出现尖角凹陷处。

[解剖] 血管、神经分布同承筋。

[主治] 腰痛，腿痛转筋，痔疾，便秘，脚气。现多用于腓肠肌痉挛，坐骨神经痛，下肢瘫痪等。

[配伍] 配大肠俞治痔疾。

[刺灸法] 直刺0.8~1.2寸；可灸。

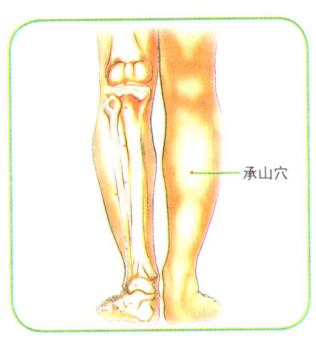

### 58.飞扬穴

[定位] 该穴位于人体的小腿后面，当外踝后，昆仑穴直上7寸，承山外下方1寸处。

[解剖] 分布着腓肠外侧皮神经。

[主治] 头痛，目眩，鼻塞，鼻衄，腰背痛，痔疾，腿软无力。现多用于腓肠肌痉挛，风湿性关节炎，肾炎，膀胱炎等。

[配伍] 配委中治腿痛。

[刺灸法] 直刺0.7~1.0寸；可灸。

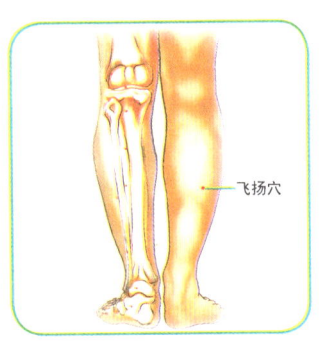

### 59.跗阳穴

[定位]该穴位于人体的小腿后面,外踝后,昆仑直上3寸。

[解剖]有小隐静脉,深层为腓动脉末支。当腓肠神经分布处。

[主治]头重,头痛,腰骶痛,外踝肿痛,下肢瘫痪。现多用于坐骨神经痛,腓肠肌痉挛等。

[刺灸法]直刺0.5~1.0寸;可灸。

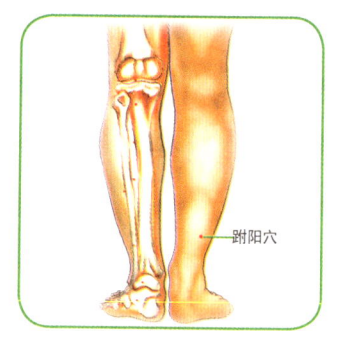
跗阳穴

### 60.昆仑穴

[定位]该穴位于人体的足部外踝后方,当外踝尖与跟腱之间的凹陷处。

[解剖]有小隐静脉及外踝后动、静脉。分布着腓肠神经。

[主治]头痛,目眩,项强,鼻衄,肩背腰腿痛,脚跟肿痛,难产,痫证。现多用于坐骨神经痛,下肢瘫痪,高血压,内耳性眩晕等。

[配伍]配风池治头痛、目眩。

[刺灸法]直刺0.5~1.0寸;可灸。

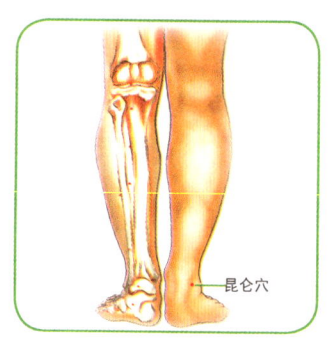
昆仑穴

### 61.仆参穴

[定位]该穴位于人体的足外侧部,外踝后下方,昆仑穴直下,跟骨外侧,赤白肉际处。

[解剖]有腓动、静脉跟骨外侧支。分布着腓肠神经跟骨外侧支。

[主治]下肢痿痹,足跟痛。现多用于踝关节炎,下肢瘫痪等。

[配伍]配太溪治足跟痛。

[刺灸法]直刺0.3~0.5寸;可灸。

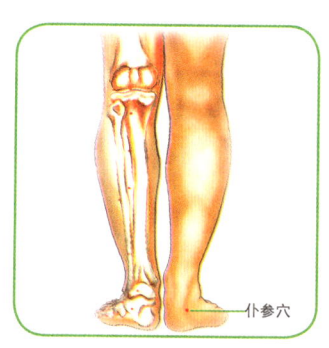
仆参穴

### 62.申脉穴

[定位]该穴位于人体的足外侧部,外踝尖直下方凹陷中。

[解剖]有外踝动脉网。分布着腓肠神经。

［主治］痫证，癫狂，头痛，眩晕，失眠，腰腿酸痛。现多用于坐骨神经痛，内耳性眩晕，精神分裂症等。

［配伍］配肾俞、肝俞、百会治眩晕。

［刺灸法］直刺0.3~0.5寸；可灸。

### 63.金门穴

［定位］该穴位于人体的足外侧，当外踝前缘直下，骰骨下缘处。

［解剖］有足底外侧动、静脉。分布着足背外侧皮神经，深层为足底外侧神经。

［主治］癫狂，痫证，小儿惊风，腰痛，外踝痛，下肢痹痛。现多用于踝关节炎，腓肠肌痉挛等。

［配伍］配太阳、合谷治头痛。

［刺灸法］直刺0.3~0.5寸；可灸。

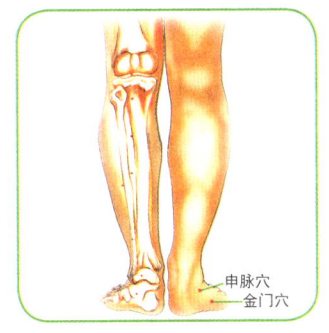

### 64.京骨穴

［定位］该穴位于人体的足外侧，第五跖骨粗隆下方，赤白肉际处。

［解剖］血管、神经分布同金门。

［主治］头痛，项强，腰腿痛，痫证。现多用于小儿惊风，神经性头痛等。

［配伍］配百会、太冲治头痛。

［刺灸法］直刺0.3~0.5寸；可灸。

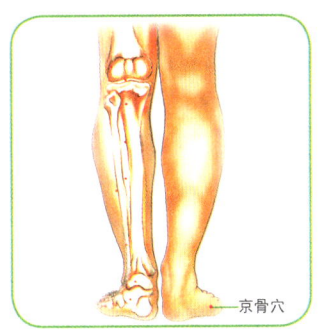

### 65.束骨穴

［定位］该穴位于人体的足外侧，足小指本节（第五跖趾关节）的后方，赤白肉际处。

［解剖］有第四趾底总动、静脉。为第四趾底总神经及足背外侧皮神经分布处。

［主治］癫狂，头痛，项强，目眩，腰背及下肢后侧痛。现多用于神经性头痛，精神分裂症，坐骨神经痛等。

［配伍］配肾俞、太冲治目眩。

［刺灸法］直刺0.3~0.5寸；可灸。

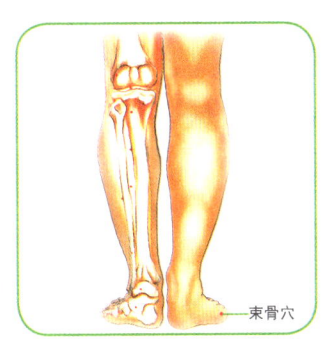

## 66. 足通谷穴

[定位] 该穴位于人体的足外侧部，足小趾本节（第五跖趾关节）的前方，赤白肉际处。

[解剖] 有趾底动、静脉。分布着趾底固有神经及足背外侧皮神经。

[主治] 头痛，项强，目眩，癫狂。现多用于精神病，功能性子宫出血等。

[配伍] 配大椎治项强。

[刺灸法] 直刺0.2~0.3寸；可灸。

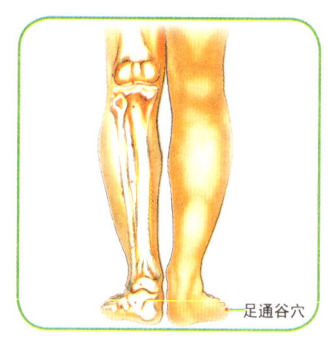
足通谷穴

## 67. 至阴穴

[定位] 该穴位于人体的足小趾末节外侧，距趾甲根角0.1寸。

[解剖] 有趾背动脉及趾底固有动脉形成的动脉网。分布着趾底固有神经及足背外侧皮神经。

[主治] 头痛，鼻塞，鼻衄，目痛，胎位不正，难产，胞衣不下。现多用于神经性头痛，偏瘫等。

[配伍] 配太冲、百会治头痛。

[刺灸法] 浅刺0.1寸；可灸。

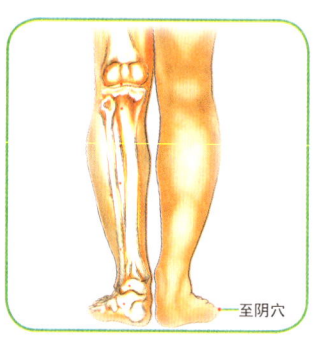
至阴穴

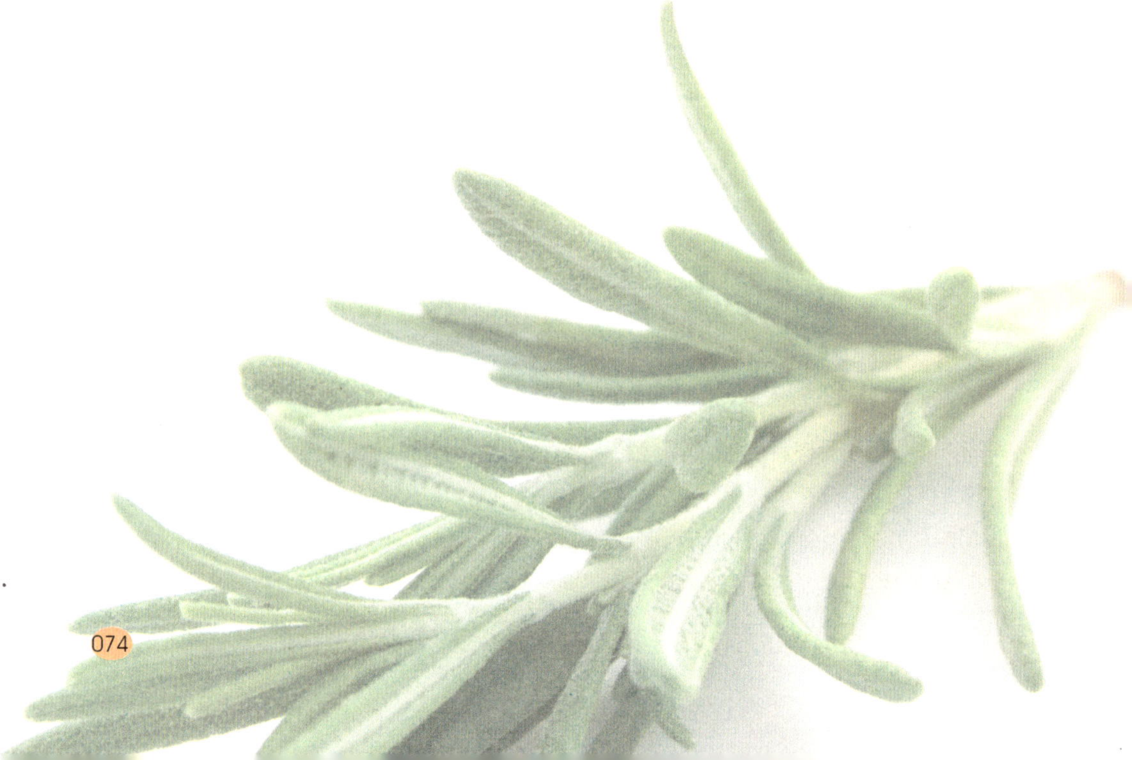

# 第十章

## 手阳明大肠经

SHOU YANG MING DA CHANG JING

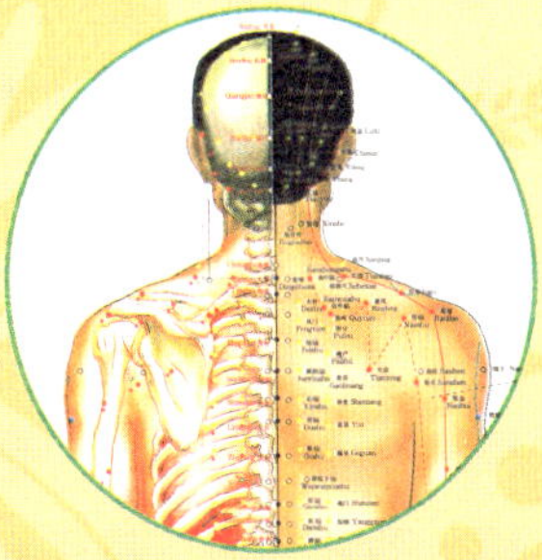

# 第十章 手阳明大肠经

十二经脉之一。本经起于示指桡侧端(商阳穴)，经过手背行于上肢伸侧前缘、上肩，至肩关节前缘，向后与督脉在大椎穴处相会，再向前下行入锁骨上窝(缺盆)，进入胸腔络肺，通过膈肌下行，入属大肠。其分支从锁骨上窝上行，经颈部至面颊，入下齿中，回出夹口两旁，左右交叉于人中，至对侧鼻翼旁，经气于迎香穴处与足阳明胃经相接。

## 主要病症

腹痛，腹鸣腹泻、大肠功能减弱、肩膀僵硬、皮肤无光泽、肩酸、喉干、喘息、宿便、腹胀、易便秘、易患痔疮、肩背部不适或疼痛、牙疼、皮肤异常、上脘异常等。

### 1.商阳穴

[定位] 该穴位于人体的示指末节桡侧，距指甲角0.1寸。

[解剖] 有指背动、静脉网。分布着来自正中神经的指掌侧固有神经。

[主治] 齿痛，咽喉肿痛，颌肿，手指麻木，热病汗不出，昏迷。现多用于腮腺炎，咽炎，急性扁桃体炎，口腔炎，急性胃肠炎等。

[配伍] 配少商点刺出血治热病、昏迷。

[刺灸法] 浅刺0.1寸，或点刺出血。

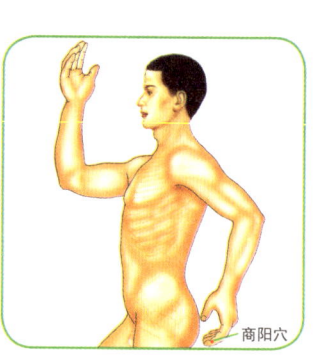

### 2.二间穴

[定位] 该穴位于人体的示指本节（第二掌指关节）前，桡侧凹陷处。

[解剖] 有来自桡动、静脉的指背及指掌侧固有动、静脉。分布着桡神经的指背神经及正中神经的指掌侧固有神经。

[主治] 目昏，鼻衄，齿痛，咽喉肿痛，热病。现多用于咽喉炎，扁桃体炎等。

[配伍] 配合谷治齿痛。

[刺灸法] 直刺0.2~0.3寸；可灸。

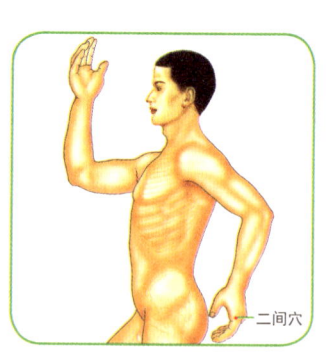

### 3.三间穴

[定位] 该穴位于人体的手示指本节（第二掌指关节）后，桡侧凹陷处。

[解剖] 有手背静脉网及第一掌背动脉之分支。分布着桡神经浅支。

[主治] 齿痛，目痛，咽喉肿痛，手指及手背红肿。现多用于面神经麻痹，扁桃体炎，痢疾，肠炎，肩关节周围软组织疾患等。

[配伍] 目中漠漠，即寻攒竹、三间。

[刺灸法] 直刺0.5~0.8寸；可灸。

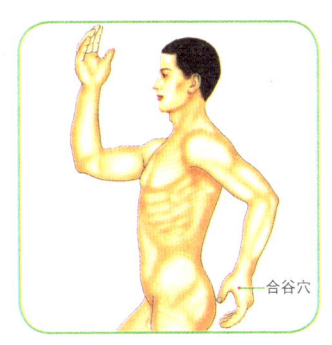
三间穴

### 4.合谷穴

[定位] 该穴位于人体的手背，第一、二掌骨间，第二掌骨桡侧的中点处。

[解剖] 有手背静脉网。分布着桡神经浅支。

[主治] 头痛，颈项痛，目赤肿痛，鼻衄，鼻塞，鼻渊，齿痛，耳聋，面肿，咽喉肿痛，痄腮，牙关紧闭，口眼歪斜，热病无汗，多汗，腹痛，痢疾，便秘，闭经，滞产，小儿惊风，上肢疼痛，痿痹。现多用于面神经麻痹，面肌痉挛，三叉神经痛，电光性眼炎，近视眼，腮腺炎，扁桃体炎，舌炎，牙龈炎，牙痛，流行性感冒，高血压，皮肤瘙痒，荨麻疹等。

[配伍] 配太阳治头痛；配太冲治目赤肿痛；配迎香治鼻疾；配少商治咽喉肿痛；配三阴交治经闭、滞产；配地仓颊车治眼歪斜。

[刺灸法] 直刺0.5~1.0寸；可灸。孕妇禁针灸。

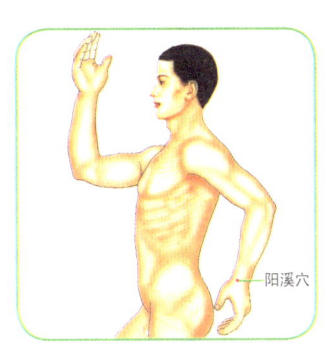
合谷穴

### 5.阳溪穴

[定位] 该穴位于人体的腕背横纹桡侧，手拇指向上翘起时，当拇短伸肌腱与拇长伸肌腱之间的凹陷中。

[解剖] 有头静脉，桡动脉本干及腕背支。分布着桡神经浅支。

[主治] 头痛，目赤肿痛，齿痛，咽喉肿痛，手腕痛。现多用于中风半身不遂，桡骨茎突狭窄性腱鞘炎，

阳溪穴

小儿单纯性消化不良，腕关节及其周围软组织疾患等。

［配伍］配合谷治头痛。

［刺灸法］直刺0.3~0.5寸；可灸。

### 6.偏历穴

［定位］该穴位于人体的前臂背面桡侧，当阳溪与曲池连线上腕横纹上3寸。

［解剖］有头静脉。桡侧分布着前臂外侧皮神经和桡神经浅支，尺侧分布着前臂皮神经和前臂骨间神经。

［主治］目赤，耳鸣，耳聋，鼻衄，手臂酸痛，咽喉痛，水肿。现多用于扁桃体炎，癫痫，水肿，前臂神经痛等。

［配伍］配曲池治手臂疼痛。

［刺灸法］直刺或斜刺0.5~0.8寸；可灸。

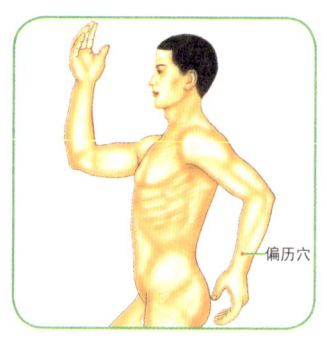

### 7.温溜穴

［定位］该穴位于人体的前臂背面桡侧，当阳溪与曲池连线上，腕横纹上5寸。

［解剖］有桡动脉肌支，头静脉。分布着前臂背侧皮神经和桡神经深支。

［主治］头痛，面肿，咽喉疼痛，肠鸣，腹痛，肘臂酸痛。现多用于腮腺炎，扁桃体炎，口腔炎，舌炎，面神经麻痹，腹痛，癫痫等。

［配伍］配合谷治头痛。

［刺灸法］直刺0.5~1.0寸；可灸。

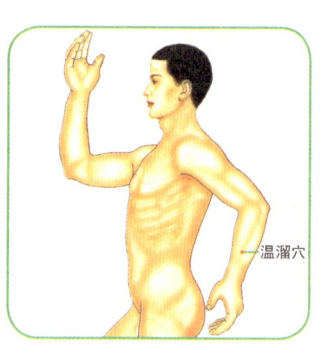

### 8.下廉穴

［定位］该穴位于人体的前臂背面桡侧，当阳溪与曲池连线上，肘横纹下4寸。

［解剖］血管、神经分布同温溜。

［主治］腹痛，肠鸣，肘臂痛，上肢不遂。

［配伍］配足三里治腹胀、腹痛。

［刺灸法］直刺0.5~1.0寸；可灸。

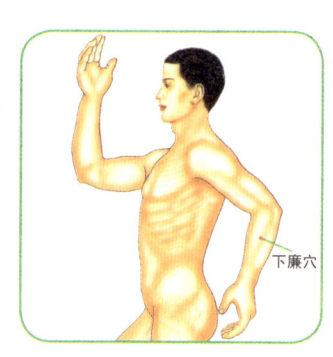

### 9.上廉穴

[定位] 该穴位于人体的前臂背面桡侧，阳溪与曲池连线上，肘横纹下三寸。

[解剖] 血管、神经分布同温溜。

[主治] 肩臂酸痛，上肢不遂，手臂麻木，肠鸣，腹痛。现多用于肩臂神经痛，上肢麻木，瘫痪，肠炎等。

[配伍] 配曲池治手臂麻木。

[刺灸法] 直刺0.5~1.0寸；可灸。

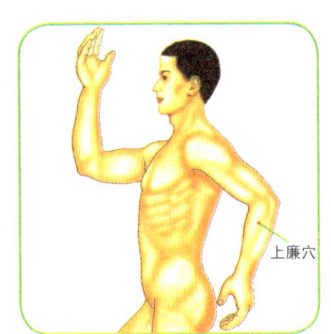

### 10.手三里穴

[定位] 该穴位于人体的前臂背面桡侧，当阳溪与曲池连线上，肘横纹下2寸。

[解剖] 有桡侧返动、静脉的分支。神经分布同温溜。

[主治] 腹痛，腹泻，齿痛，颊肿，上肢不遂，肩背疼痛。现多用于臂神经痛，腰扭伤，面神经瘫痪，咽喉痛等。

[配伍] 配曲池治上肢不遂。

[刺灸法] 直刺0.8~1.2寸；可灸。

### 11.曲池穴

[定位] 该穴位于人体的肘横纹外侧端，屈肘，当尺泽与肱骨外上髁连线中点。

[解剖] 有桡侧返动、静脉的分支。分布着前臂背侧皮神经，内侧深层为桡神经。

[主治] 咽喉肿痛，齿痛，目赤痛，瘰疬，风疹，上肢不遂，腹痛吐泻，热病。现多用于肩肘关节疼痛，流行性感冒，高血压，神经衰弱，荨麻疹，小儿麻痹后遗症，胸膜炎，甲状腺肿大，扁桃体炎等。

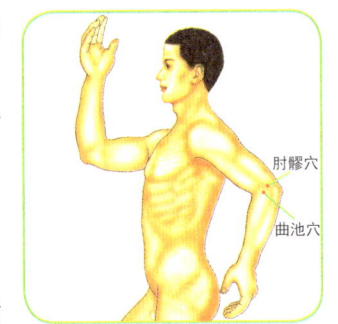

[配伍] 配血海、足三里治瘾疹；配手三里治上肢不遂；配太冲、大椎治高血压。

[刺灸法] 直刺1.0~1.5寸；可灸。

### 12.肘髎穴

[定位] 该穴位于人体的肘外侧，屈肘，曲池上方1寸，当肱骨边缘处。

［解剖］有桡侧副动、静脉。分布着前臂背侧皮神经，内侧深层为桡神经。

［主治］肘臂酸痛、麻木、挛急。现多用于肘关节及周围软组织疾患等。

［配伍］配曲池治肘臂疾病。

［刺灸法］直刺0.5~1.0寸；可灸。

### 13.手五里穴

［定位］该穴位于人体的臂外侧，当曲池与肩髃连线上，曲池上3寸处。

［解剖］有桡侧副动、静脉。分布着前臂背侧皮神经，深层为桡神经。

［主治］肘臂挛痛，瘰疬。现多用于上肢麻木疼痛，肿胀，痿软等。

［配伍］配曲池治肘臂挛痛。

［刺灸法］直刺0.5~1.0寸，避开动脉；可灸。

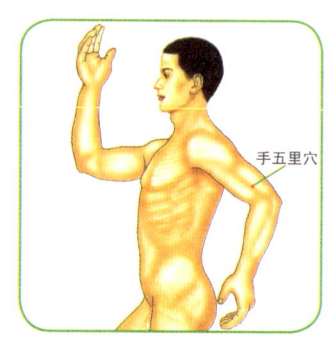

手五里穴

### 14.臂臑穴

［定位］该穴位于人体的臂外侧，三角肌止点处，当曲池与肩髃连线上，曲池上7寸。

［解剖］有旋肱后动、静脉的分支，及肱深动、静脉。分布着臂背侧皮神经，深层有桡神经。

［主治］肩臂痛，颈项拘挛，瘰疬。现多用于颈淋巴结核，肩关节周围炎等。

［配伍］配光明治目疾。

［刺灸法］直刺或向上斜刺0.8~1.5寸；可灸。

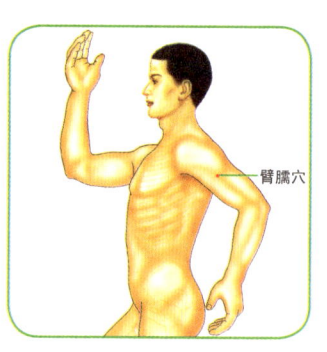

臂臑穴

### 15.肩髃穴

［定位］该穴位于人体的肩部，三角肌上，臂外展，或向前平伸时，当肩峰前下方凹陷处。

［解剖］有旋肱后动、静脉。分布着锁骨上神经后支及腋神经。

［主治］肩臂疼痛，上肢不遂，风疹，瘰疬。现多用于肩周炎，上肢瘫痪，臂神经痛等。

［配伍］配肩髎治肩疼痛。

［刺灸法］直刺或斜刺0.8~1.5寸；可灸。

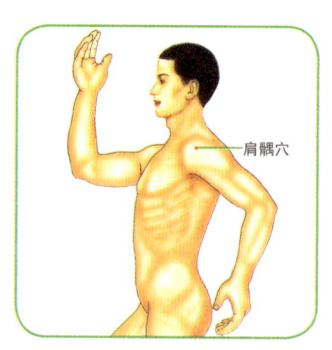

肩髃穴

### 16.巨骨穴

[定位]该穴位于人体的肩上部,当锁骨肩峰端与肩胛冈之间凹陷处。

[解剖]深层有肩胛上动、静脉。分布着锁骨上神经后支,副神经分支,深层有肩胛上神经。

[主治]肩臂疼痛,抬举不利,肩背痛。现多用于淋巴结核,肩关节周围炎等。

[配伍]配肩髃、肩髎治肩痛。

[刺灸法]直刺0.5~0.7寸,不可深刺,以免刺入胸腔造成气胸;可灸。

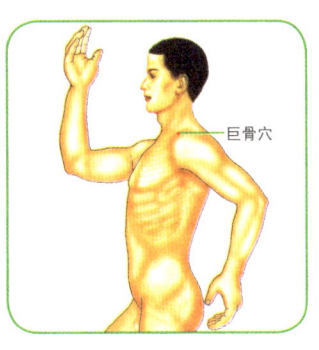

### 17.天鼎穴

[定位]该穴位于人体的颈外侧部,胸锁乳突肌后缘,当结喉旁,扶突与缺盆连线中点。

[解剖]有颈外浅静脉。分布着锁骨上神经,当颈皮神经在胸锁乳突肌后缘穿出处,深层为膈神经。

[主治]暴喑,咽喉肿痛,瘰疬,瘿气。现多用于舌骨肌麻痹,吞咽困难,扁桃体炎等。

[配伍]配少商治咽喉肿痛;配合谷治瘿气。

[刺灸法]直刺0.3~0.5寸;可灸。

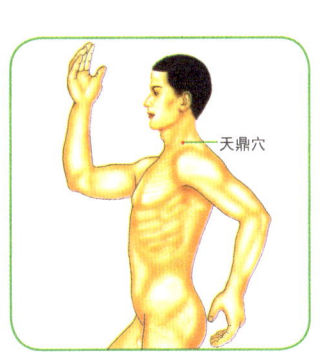

### 18.扶突穴

[定位]该穴位于人体的颈外侧部,结喉旁,当胸锁乳突肌的前、后缘之间。

[解剖]深层内侧有颈升动、静脉。分布着耳大神经、颈皮神经、枕小神经及副神经。

[主治]咳嗽,气喘,咽喉肿痛,暴喑,瘰疬,气瘿。现多用于吞咽困难,甲状腺肿大,声带小结,声音嘶哑等。

[配伍]配合谷治瘿气。

[刺灸法]直刺0.3~0.5寸;可灸。

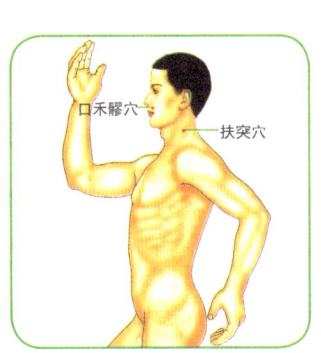

### 19.口禾髎穴

[定位]该穴位于人体的上唇部,鼻孔外缘直下,平水沟穴。

[解剖] 有面动、静脉的上唇支。分布着面神经与眶下神经的吻合支。

[主治] 鼻塞,鼻衄,口喎。现多用于鼻炎,嗅觉减退,面神经麻痹或痉挛等。

[配伍] 配上星治衄血;配地仓治口歪。

[刺灸法] 斜刺0.2~0.3寸。

### 20.迎香穴

[定位] 该穴位于人体的鼻翼外缘中点旁,当鼻唇沟中。

[解剖] 有面动、静脉及眶下动、静脉分支。分布着面神经与眶下神经的吻合支。

[主治] 鼻塞,不闻香臭,鼻衄,鼻渊,口喎,面痒,面肿。现多用于嗅觉减退,面神经麻痹,面肌痉挛,胆道蛔虫等。

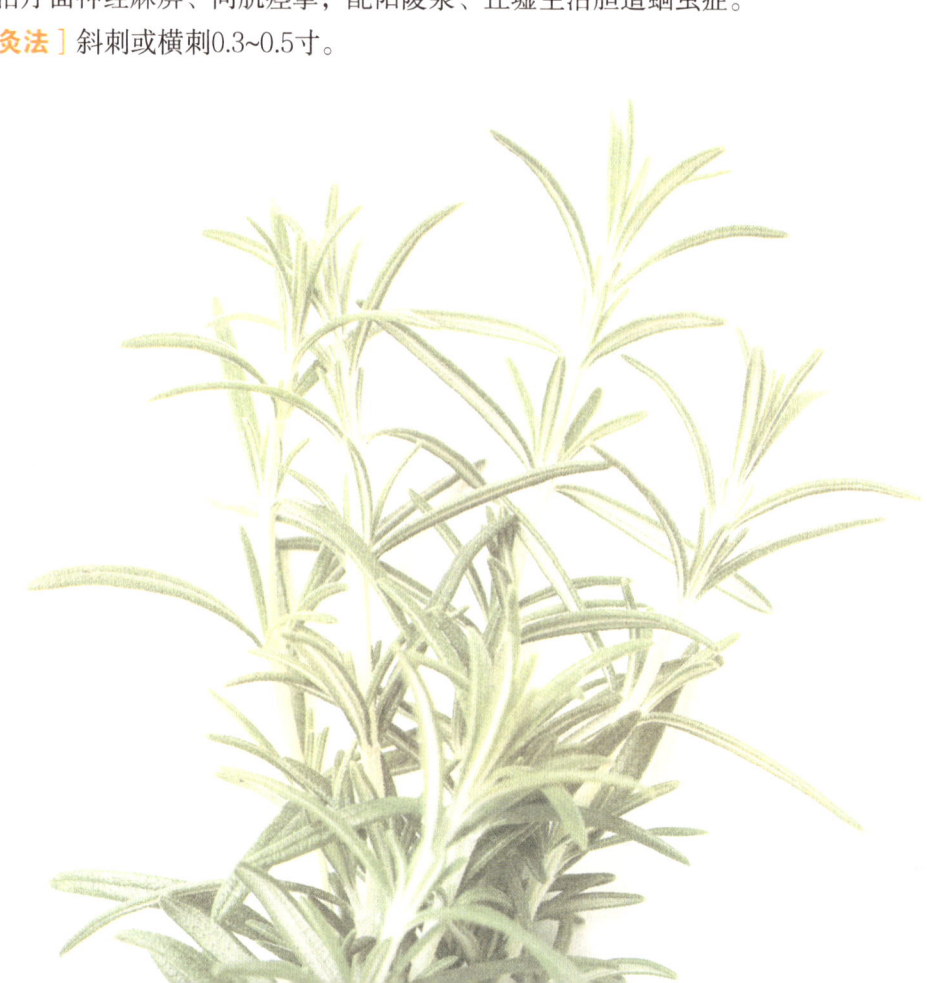

[配伍] 配印堂、合谷主治急慢性鼻炎;配四白、地仓治疗面神经麻痹、同肌痉挛;配阳陵泉、丘墟主治胆道蛔虫症。

[刺灸法] 斜刺或横刺0.3~0.5寸。

# 第十一章

# 足阳明胃经

ZU YANG MING WEI JING

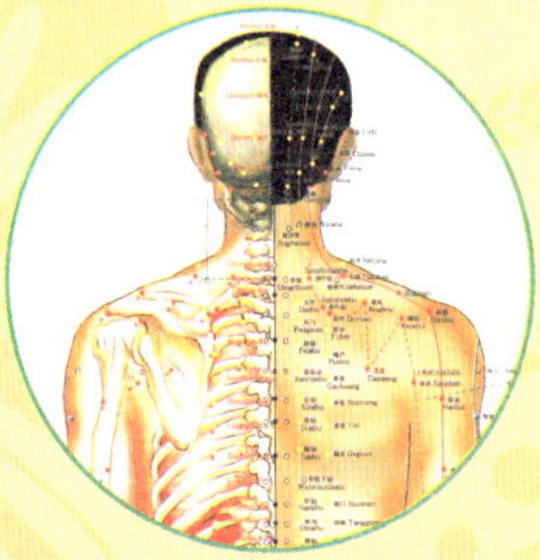

# 第十一章 足阳明胃经

人体十二经脉之一。简称胃经。

凡四十五穴，左右共九十穴。

足阳明之脉，起于鼻交中，旁约太阳之脉，下循鼻外，入上齿中，还出挟口环唇，下交承浆，却循颐后下廉出大迎，循颊车，上耳前，过客主人，循发际至额颅。其支别者，从大迎前下人迎，循喉咙，入缺盆，下膈属胃络脾。其直行者，从缺盆下乳内廉，挟脐入气冲中。其支者，起胃下口，循腹里下至气冲而合，以下髀关抵伏兔，下入膝膑中，下循胻外廉，下足跗，入中指内间。

其支者，下膝三寸而别，以下入中指外间。

其支者别跗上，入大指间出其端。

## 主要病候

咽喉肿痛、鼻衄、齿痛、口眼歪斜、足背痛、足中趾麻木、活动不利、胃脘痛、呕吐、消谷善饥、腹胀满、水肿、惊惕、发狂。

### 1.承泣穴

[定位] 该穴位于人体的面部，瞳孔直下，当眼球与眶下缘之间。

[解剖] 有眶下动、静脉的分支及眼动、静脉的分支。分布着眶下神经分支、动眼神经下支及面神经肌支。

[主治] 目赤肿痛，流泪，夜盲，眼睑𥆧动，口眼歪斜。现多用于急、慢性结膜炎，近视，远视，散光，青光眼，斜视，角膜炎，泪囊炎，白内障，视神经炎，视神经萎缩，视网膜色素变性，面神经麻痹，面肌痉挛等。

[配伍] 配太阳治目赤肿痛，配阳白治口眼歪斜。

[刺灸法] 以左手拇指向上轻推眼球，紧靠眶下缘缓慢直刺0.3~0.7寸，不做大幅度捻转。

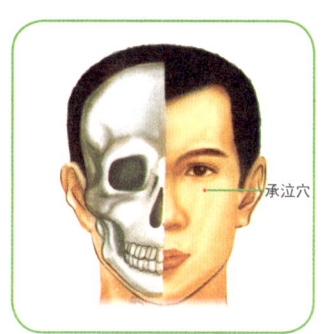

### 2.四白穴

[定位] 该穴位于人体的面部，瞳孔直下，当眶下孔凹陷处。

[解剖] 有面动、静脉分支，眶下动、静脉。分布着面神经分支，正当眶下神经处。

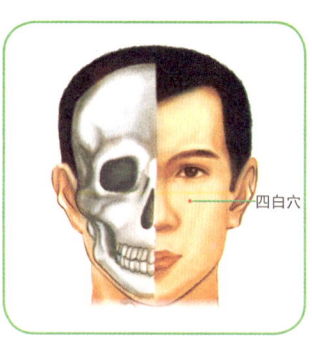

[主治]目赤痛痒，口眼歪斜，眼睑瞤动，面痛。现多用于结膜炎，角膜炎，近视，胞睑下垂，青光眼，面神经麻痹，三叉神经痛，鼻炎，胆道蛔虫等。

[配伍]配阳白、地仓、颊车、合谷治口眼歪斜；配攒竹治眼睑瞤动。

[刺灸法]直刺0.2~0.3寸，不可深刺。

### 3.巨髎穴

[定位]该穴位于人体的面部，瞳孔直下，平鼻翼下缘处，当鼻唇沟外侧。

[解剖]有面动、静脉及眶下动、静脉之分支。分布着面神经及眶下神经的分支。

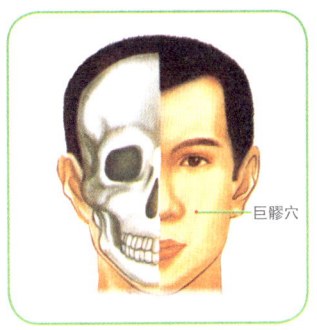
巨髎穴

[主治]口眼歪斜，眼睑瞤动，鼻衄，齿痛，唇颊肿。现多用于面神经麻痹，三叉神经痛，牙痛，鼻炎，角膜炎等。

[配伍]配合谷治齿斜；配地仓、颊车治口歪。

[刺灸法]直刺0.3~0.5寸；可灸。

### 4.地仓穴

[定位]该穴位于人体的面部，口角外侧，上直对瞳孔。

[解剖]有面动、静脉。分布着面神经分支，眶下神经分支，深层为颊神经的末支。

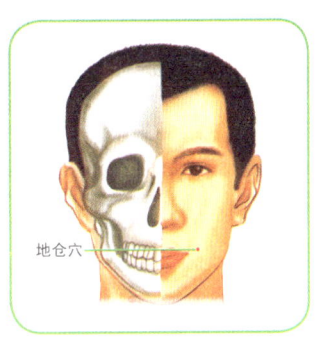
地仓穴

[主治]口角歪斜，流涎，眼睑瞤动。现多用于面神经麻痹，三叉神经痛等。

[配伍]配颊车、合谷治口歪、流涎。

[刺灸法]横刺，针尖向颊车刺0.8~1.2寸；可灸。

### 5.大迎穴

[定位]该穴位于人体的下颌角前方，咬肌附着部的前缘，当面动脉搏动处。

[解剖]前方有面动、静脉。分布面神经和颊神经。

[主治]口眼歪斜，牙关紧闭，颊肿，面痛，齿痛。现多用于面神经麻痹，面肌痉挛，面颊肿，腮腺炎，三叉神经痛等。

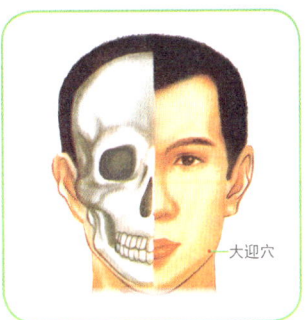
大迎穴

[配伍]配颊车治齿痛。

[刺灸法] 避开动脉，斜刺0.3~0.5寸；可灸。

### 6.颊车穴

[定位] 该穴位于人体的面颊部，下颌角前上方约一横指，当咀嚼时咬肌隆起，按之凹陷处。

[解剖] 有咬肌动脉。分布着耳大神经、面神经及咬肌神经。

[主治] 口眼歪斜，齿痛，颊肿，面肿，痄腮，牙关紧闭。现多用于三叉神经痛，颞颌关节炎，咬肌痉挛，腮腺炎，面神经麻痹等。

[配伍] 配地仓治口眼歪斜。

[刺灸法] 直刺0.3~0.5寸，或向地仓横刺；可灸。

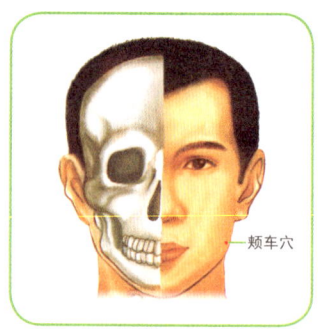

### 7.下关穴

[定位] 该穴位于人体的面部耳前，当颧弓与下颌切迹所形成的凹陷处。

[解剖] 有面动、静脉，最深层为上颌动、静脉。分布着面神经颧支及耳颞神经分支。

[主治] 耳聋，耳鸣，齿痛，口眼歪斜，面痛，牙关开合不利。现多用于下颌关节炎，咬肌痉挛，中耳炎，面神经麻痹，聋哑等。

[配伍] 配翳风治耳疾。

[刺灸法] 直刺0.3~0.5寸；可灸。

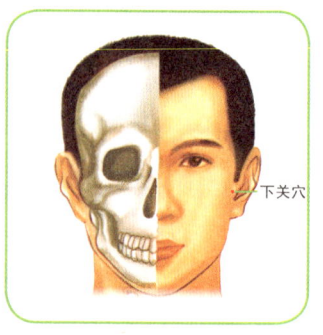

### 8.头维穴

[定位] 该穴位于人体的头侧部，当额角发际上0.5寸，头正中线旁4.5寸。

[解剖] 有颞浅动、静脉的额支。分布着耳颞神经之分支及面神经颞支。

[主治] 头痛，目眩，目痛，流泪。现多用于血管性神经头痛，面神经麻痹，眼轮匝肌痉挛，精神分裂症等。

[配伍] 配合谷治头痛；配太冲治目眩。

[刺灸法] 横刺0.5~1.0寸。

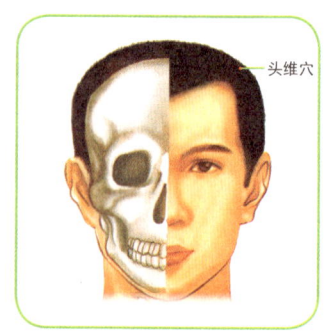

### 9.人迎穴

[定位] 该穴位于人体的颈部,结喉旁,当胸锁乳突肌前缘,颈总动脉搏动处。

[解剖] 有甲状腺上动脉,当颈内、外动脉的分支处。浅层分布有颈皮神经,面神经颈支;深层为交感干,外侧有舌下神经降支及迷走神经。

[主治] 咽喉肿痛,喘息,气瘿,头晕,面赤。现多用于颈淋巴结核,甲状腺肿大,支气管哮喘,高血压,低血压等。

[配伍] 配大椎、太冲治高血压。

[刺灸法] 避开颈总动脉,直刺0.3~0.5寸。

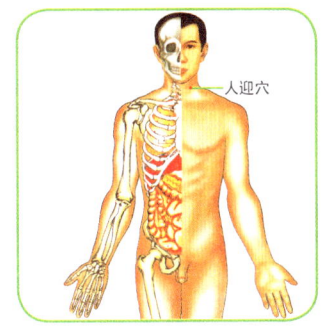

### 10.水突穴

[定位] 该穴位于人体的颈部,胸锁乳突肌的前缘,当人迎与气舍穴连线的中点。

[解剖] 有颈总动脉。分布着颈皮神经,深层为交感神经发出的心上神经及交感干。

[主治] 咽喉肿痛,喘息,咳嗽。现多用于治疗扁桃体炎,甲状腺肿,支气管炎,支气管哮喘等。

[配伍] 配天突治咳嗽、气喘。

[刺灸法] 直刺0.3~0.5寸;可灸。

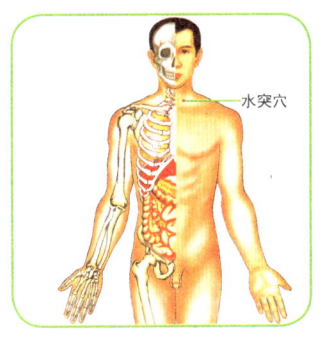

### 11.气舍穴

[定位] 该穴位于人体的颈部,当锁骨内侧端的上缘,胸锁乳突肌的胸骨头与锁骨头之间。

[解剖] 有颈前静脉,深部为颈总动脉。分布着锁骨上神经前支及舌下神经袢支。

[主治] 咽喉肿痛,颈项强痛,喘息,呃逆,瘿瘤。现多用于支气管炎,支气管哮喘等。

[配伍] 配水突治瘿瘤。

[刺灸法] 直刺0.3~0.5寸;可灸。

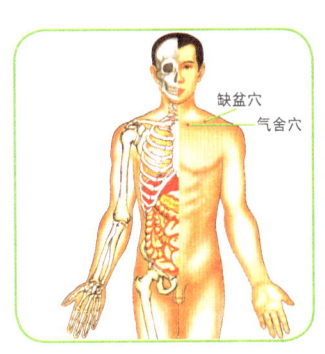

### 12.缺盆穴

[定位] 该穴位于人体的锁骨上窝中央,距前正中线4寸。

[解剖] 上方有颈横动脉。分布着锁骨上神经中支，深层正当臂丛的锁骨上部。

[主治] 咳嗽，气喘，咽喉肿痛，缺盆中痛。

[配伍] 配肺俞治咳嗽。

[刺灸法] 避开血管，直刺0.3~0.5寸，不可深刺；可灸。

### 13.气户穴

[定位] 该穴位于人体的胸部，当锁骨中点下缘，距前正中线4寸。

[解剖] 有胸肩峰动、静脉分支，上方有锁骨下静脉。分布着锁骨上神经及胸前神经的分支。

[主治] 胸部胀满，气喘，咳嗽，呃逆，胸胁痛。现多用于支气管炎，支气管哮喘，肋间神经痛，呃逆等。

[配伍] 配肺俞治咳喘。

[刺灸法] 斜刺0.3~0.5寸；可灸。

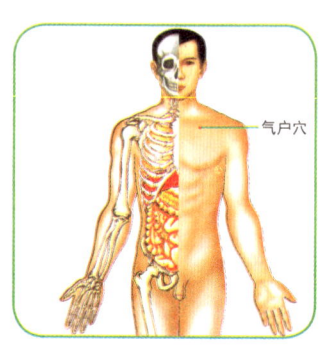

### 14.库房穴

[定位] 该穴位于人体的胸部，当第一肋间隙，距前正中线4寸。

[解剖] 有胸肩峰动、静脉及胸侧动、静脉分支，分布着胸前神经分支。

[主治] 胸胁胀痛，咳嗽。现多用于支气管炎，支气管哮喘，胸膜炎，肋间神经痛等。

[配伍] 配屋翳治胸胁胀痛。

[刺灸法] 斜刺0.3~0.5寸；可灸。

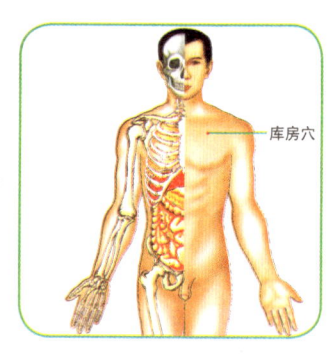

### 15.屋翳穴

[定位] 该穴位于人体的胸部，当第二肋间隙，距前正中线4寸。

[解剖] 血管分布同库房。正当胸前神经之胸大肌分支处。

[主治] 胸胁胀痛，咳嗽，气喘，乳痈。现多用于支气管炎，咯血，胸膜炎，肋间神经痛，乳腺炎等。

[配伍] 配天宗治乳痈。

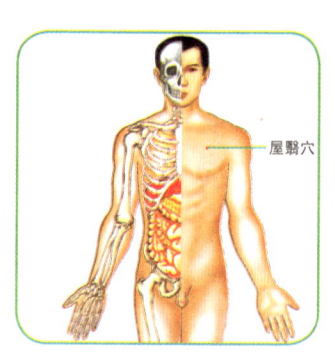

［刺灸法］斜刺0.3~0.5寸；可灸。

## 16.膺窗穴

［定位］该穴位于人体的胸部，当第三肋间隙，距前正中线4寸。

［解剖］有胸外侧动、静脉。为胸前神经之分支分布处。

［主治］胸胁胀痛，咳嗽，气喘，乳痈。现多用于肋间神经痛等。

［配伍］配屋翳治乳痈。

［刺灸法］斜刺0.3~0.5寸；可灸。

## 17.乳中穴

［定位］该穴位于人体的胸部，当第四肋间隙，乳头中央，距前正中线4寸。

［解剖］分布着第四肋间神经的前皮支及外侧皮支。

［主治］癫疾，小儿暴疳，中暑，胞衣不下。

［配伍］配膺窗、乳根、巨虚、下廉、太冲、复溜治乳痈。

［附注］不针不灸，只作胸腹部腧穴的定位标志。

## 18.乳根穴

［定位］该穴位于人体的胸部，当乳头直下，乳房根部，第五肋间隙，距前正中线4寸。

［解剖］有肋间动、静脉分支及第五肋间神经分支。

［主治］胸痛，咳嗽，气喘，乳痈，乳汁少。现多用于乳腺炎，乳汁分泌不足，肋间神经痛，风湿性心脏病，冠心病心绞痛等。

［配伍］配少泽、膻中治乳痈；配少泽、足三里治乳少。

［刺灸法］斜刺0.3~0.5寸；可灸。

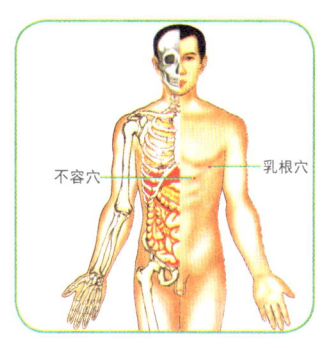

## 19.不容穴

［定位］该穴位于人体的上腹部，当脐中上6寸，距前正中线2寸。

[解剖] 有第七肋间动、静脉分支及腹壁上动、静脉分支。分布着第七肋间神经分支。

[主治] 腹胀，呕吐，胃痛，食欲不振。现多用于胃炎，胃或十二指肠溃疡，胃下垂，胃扩张等。

[配伍] 配中脘治胃病。

[刺灸法] 直刺0.5~0.8寸；可灸。

### 20.承满穴

[定位] 该穴位于人体的上腹部，当脐中上5寸，距前正中线2寸。

[解剖] 血管、神经分布同不容。

[主治] 胃痛，腹胀，呕吐，食欲不振。现多用于胃炎，胃或十二指肠溃疡等。

[配伍] 配足三里治胃痛。

[刺灸法] 直刺0.5~1.0寸；可灸。

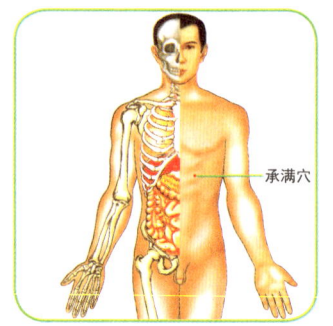

### 21.梁门穴

[定位] 该穴位于人体的上腹部，当脐中上4寸，距前正中线2寸。

[解剖] 有第八肋间动、静脉分支及腹壁上动、静脉分支。分布着第八肋间神经分支。

[主治] 胃痛，呕吐，食欲不振，腹胀，泄泻。现多用于胃或十二指肠溃疡，急、慢性胃炎，胃下垂，胃神经官能症等。

[配伍] 配梁丘、中脘、足三里治胃痛。

[刺灸法] 直刺0.8~1.0寸；可灸。

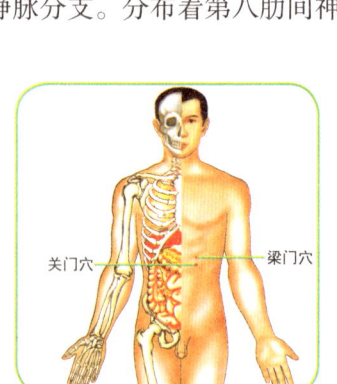

### 22.关门穴

[定位] 该穴位于人体的上腹部，当脐中上3寸，距前正中线2寸。

[解剖] 血管、神经分布同梁门。

[主治] 腹胀，腹痛，食欲不振，肠鸣泄泻，水肿。现多用于急、慢性胃炎，急、慢性肠炎等。

[配伍] 配足三里、水分治肠鸣腹泻。

[刺灸法] 直刺0.8~1.0寸；可灸。

### 23.太乙穴

[定位] 该穴位于人体的上腹部，当脐中上2寸，距前正中线2寸。

[解剖] 有第八、九肋间动、静脉分支及腹壁下动、静脉分支。分布着第八、九肋间神经分支。

[主治] 胃痛，心烦，癫狂，消化不良。现多用于急、慢性胃炎，急、慢性肠炎等。

[配伍] 配中脘治胃痛。

[刺灸法] 直刺0.7~1.0寸；可灸。

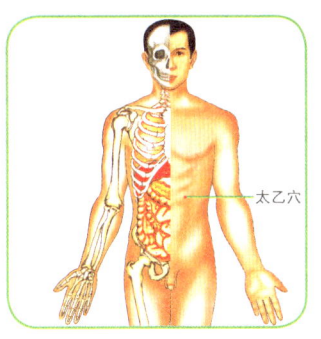

### 24.滑肉门穴

[定位] 该穴位于人体的上腹部，当脐中上1寸，距前正中线2寸。

[解剖] 有第九肋间动、静脉分支及腹壁下动、静脉分支。分布着第九肋间神经分支。

[主治] 胃痛，呕吐，癫狂。现多用于急、慢性胃炎，急、慢性肠炎等。

[配伍] 配足三里治胃痛。

[刺灸法] 直刺0.7~1.0寸；可灸。

### 25.天枢穴

[定位] 该穴位于人体的腹中部，距脐中2寸。

[解剖] 有第十肋间动、静脉分支及腹壁下动、静脉分支。分布着第十肋间神经分支。

[主治] 腹痛，腹胀，肠鸣，绕脐痛，便秘，泄泻，痢疾，月经不调，水肿。现多用于急、慢性胃炎，急、慢性肠炎，阑尾炎，肠麻痹，细菌性痢疾，消化不良等。

[配伍] 配足三里治腹胀肠鸣；配气海治绕脐痛；配上巨虚、下巨虚治便秘、泄泻。

[刺灸法] 直刺0.7~1.2寸；可灸。

### 26.外陵穴

[定位] 该穴位于人体的下腹部，当脐中下1寸，距前正中线2寸。

[解剖] 血管、神经分布同天枢。

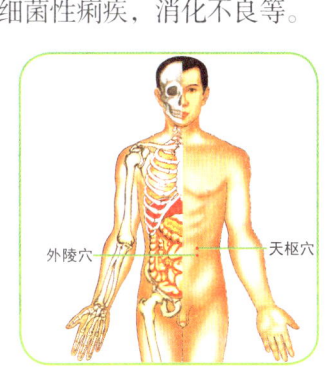

[主治]腹痛，疝气，痛经。现多用于阑尾炎，输尿管结石等。

[配伍]配子宫、三阴交治痛经。

[刺灸法]直刺0.7~1.2寸；可灸。

### 27.大巨穴

[定位]该穴位于人体的下腹部，当脐中下2寸，距前正中线2寸。

[解剖]有第十一肋间动、静脉分支，外侧为腹壁下动、静脉。分布着第十一肋间神经。

[主治]小腹胀满，小便不利，遗精，早泄。现多用于腹直肌痉挛，肠梗阻，膀胱炎，尿潴留等。

[配伍]配中极、次髎治小便不利。

[刺灸法]直刺0.7~1.2寸；可灸。

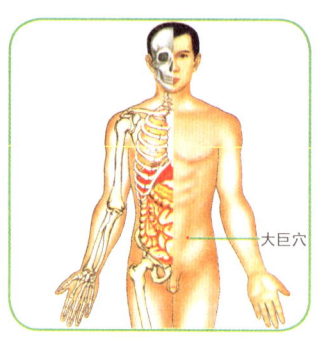

### 28.水道穴

[定位]该穴位于人体的下腹部，当脐中下3寸，距前正中线2寸。

[解剖]有肋下动、静脉分支，外侧为腹壁下动、静脉。分布着第十一肋间神经。

[主治]小腹胀满，小便不利，水肿，疝气，痛经，不孕。现多用于肾炎，膀胱炎，睾丸炎，尿潴留，子宫脱垂，卵巢炎等。

[配伍]配三阴交、中极治痛经、不孕。

[刺灸法]直刺0.7~1.2寸；可灸。

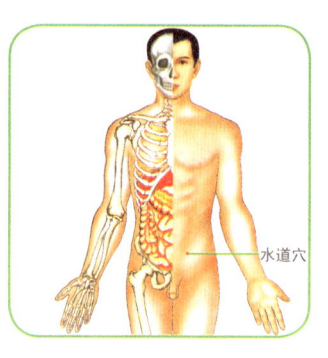

### 29.归来穴

[定位]该穴位于人体的下腹部，当脐中下4寸，距前正中线2寸。

[解剖]外侧有腹壁下动、静脉。分布着髂腹下神经。

[主治]腹痛，疝气，痛经，月经不调，闭经，白带，阴挺。现多用于睾丸炎，卵巢炎，子宫内膜炎，子宫脱垂，腹股沟疝等。

[配伍]配大敦治疝气；配三阴交、中极治月经不调。

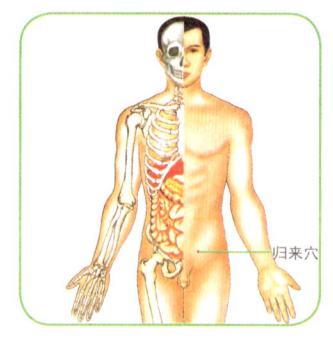

[刺灸法] 直刺0.7~1.2寸；可灸。

### 30.气冲穴

[定位] 该穴位于人体的腹股沟稍上方，当脐中下5寸，距前正中线2寸。

[解剖] 有腹壁浅动、静脉分支，外侧为腹壁下动、静脉。当髂腹股沟神经通过处。

[主治] 腹痛肠鸣，疝气，外阴肿痛，阳痿，痛经，月经不调。

[配伍] 配气海治肠鸣腹痛。

[刺灸法] 直刺0.5~1.0寸；可灸。

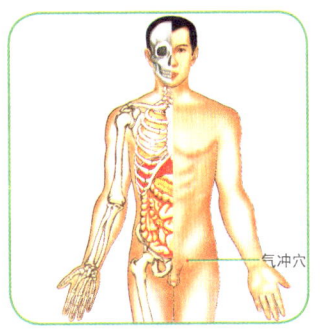

### 31.髀关穴

[定位] 该穴位于人体的大腿前面，当髂前上棘与髌底外侧端的连线上，屈股时，平会阴，居缝匠肌外侧凹陷处。

[解剖] 深层有旋股外侧动、静脉分支。分布着股外侧皮神经。

[主治] 下肢痿痹，股痛，屈伸不利。现多用于腹股沟淋巴结炎，股外侧皮神经炎，膝关节及其周围软组织疾患等。

[配伍] 配伏兔治痿痹。

[刺灸法] 直刺1.0~1.5寸；可灸。

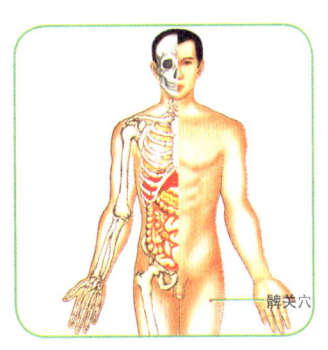

### 32.伏兔穴

[定位] 该穴位于人体的大腿前面，当髂前上棘与与髌底外侧端的连线上，髌底上6寸。

[解剖] 有旋股外侧动、静脉分支。为股前皮神经及股外侧皮神经分布处。

[主治] 腰胯痛，膝冷，下肢麻痹，脚气。现多用于下肢瘫痪，股外侧皮神经炎，膝关节炎及其周围软组织疾患等。

[配伍] 配髀关、阳陵泉治下肢痿痹。

[刺灸法] 直刺1.0~1.5寸；可灸。

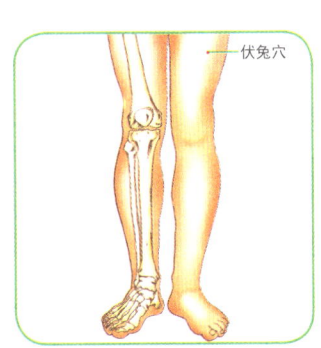

## 33. 阴市穴

[定位] 该穴位于人体的大腿前面，当髂前上棘与髌底外侧端的连线上，髌底上3寸。

[解剖] 有旋股外侧动脉降支。为股前皮神经及股外侧皮神经分布处。

[主治] 腿膝麻痹、屈伸不利，下肢不遂。现多用于下肢瘫痪，膝关节及周围软组织疾患等。

[配伍] 配足三里、阳陵泉治腿膝痿痹。

[刺灸法] 直刺0.7~1.0寸；可灸。

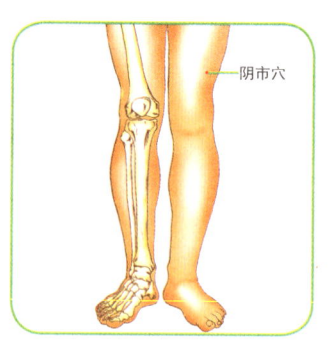

## 34. 梁丘穴

[定位] 该穴位于人体的大腿前面，当髂前上棘与髌底外侧端的连线上，髌底上2寸。

[解剖] 血管、神经分布同阴市。

[主治] 膝胫痹痛，胃痛，乳痈，下肢不遂。现多用于急性胃炎，胃痉挛，乳腺炎，膝关节及其周围软组织疾患等。

[配伍] 配足三里、中脘治胃痛。

[刺灸法] 直刺0.5~1.0寸；可灸。

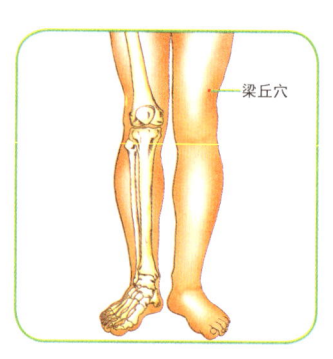

## 35. 犊鼻穴

[定位] 该穴位于人体的膝部，髌骨与髌韧带外侧凹陷中。

[解剖] 有膝关节动、静脉网。分布着腓肠外侧皮神经及腓总神经关节支。

[主治] 膝痛，麻木，屈伸不利，脚气。现多用于下肢瘫痪，膝关节及其周围软组织疾患等。

[配伍] 配阳陵泉、足三里治膝痛。

[刺灸法] 直刺0.7~1.0寸；可灸。

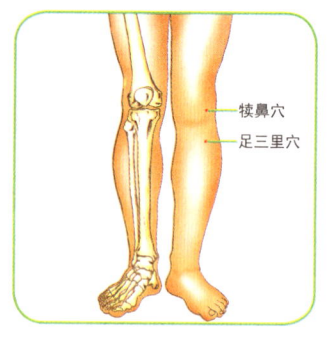

## 36. 足三里穴

[定位] 该穴位于人体的小腿前外侧，当犊鼻下3寸，距胫骨前缘一横指。

[解剖] 有胫前动、静脉。分布着腓肠外侧皮神经及隐神经的分支，深层为腓深神经。

[主治]胃痛，呕吐，呃逆，腹胀，肠鸣，泄泻，痢疾，便秘，乳痈，肠痈，脚气，水肿，咳嗽，气喘，虚劳羸瘦，疳积，完谷不化，中风，瘫痪，头晕，失眠，癫狂。现多用于急、慢性胃炎，胃或十二指肠溃疡，急、慢性胰腺炎，肝炎，消化不良，急、慢性肠炎，细菌性痢疾，阑尾炎，休克，神经性头痛，高血压，癫痫，神经衰弱，精神分裂症，动脉硬化，支气管哮喘，白细胞减少症，坐骨神经痛，下肢瘫痪，膝关节及周围软组织疾患等。

[配伍]配中脘、梁丘治胃痛；配内关治呕吐；配气海治腹胀；配膻中、乳根治乳痈；配阳陵泉、悬钟治下肢痹痛；常灸足三里可养志保健。

[刺灸法]直刺0.5~1.2寸；可灸。

## 37.上巨虚穴

[定位]该穴位于人体的小腿前外侧，当犊鼻下6寸，距胫骨前缘一横指（中指）。

[解剖]血管、神经的分布同足三里。

[主治]腹痛，腹胀，肠鸣，泄泻，痢疾，便秘，肠痈，中风瘫痪，脚气。现多用于急性细菌性痢疾，急性肠炎，单纯性阑尾炎等。

[配伍]配足三里、气海治便秘、泄泻。

[刺灸法]直刺0.5~1.2寸；可灸。

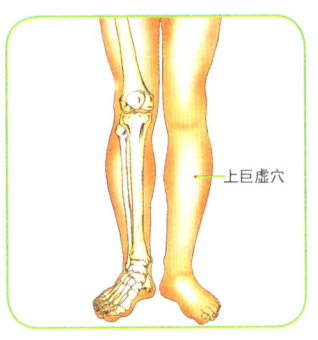

## 38.条口穴

[定位]该穴位于人体的小腿前外侧，当犊鼻下8寸，距胫骨前缘一横指（中指）。

[解剖]血管、神经分布同足三里。

[主治]膝胫麻木、足缓不收，肩痛不举，脘腹疼痛。现多用于膝关节炎，多发性神经炎，下肢瘫痪，肩关节周围炎等。

[配伍]配肩髃、肩髎治肩臂痛。

[刺灸法]直刺0.5~1.0寸；可灸。

## 39.下巨虚穴

[定位]该穴在人体的小腿前外侧，当犊鼻下9寸，距胫骨前缘一横指（中指）。

[解剖]有胫前动、静脉，分布着腓浅神经分支及腓深神经。

[主治]小腹痛，腰脊痛引睾丸，乳痈，下肢痿痹。现多用于细菌性痢疾，

急、慢性肠炎，下肢瘫痪等。

[配伍]配天枢、气海治腹痛。

[刺灸法]直刺0.5~1.0寸；可灸。

### 40.丰隆穴

[定位]该穴位于人体的小腿前外侧，当外踝尖上8寸，条口外，距胫骨前缘二横指（中指）。

[解剖]有胫前动、静脉分支。分布着腓浅神经。

[主治]头痛，眩晕，咳嗽，哮喘，痰多，胸痛，便秘，癫狂，痫证，下肢痿痹、肿痛。现多用于神经衰弱，精神分裂症，高血压，耳源性眩晕，支气管炎，支气管哮喘，腓肠肌痉挛等。

[配伍]配风池治眩晕；配膻中、肺俞治痰多咳嗽。

[刺灸法]直刺0.5~1.0寸；可灸。

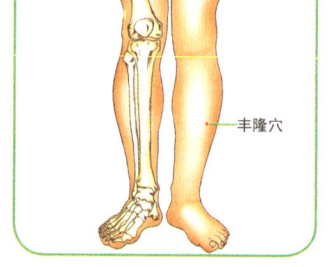

### 41.解溪穴

[定位]该穴位于人体的足背与小腿交界处的横纹中央凹陷处，当拇长伸肌腱与趾长伸肌腱之间。

[解剖]有胫前动、静脉。分布着腓浅神经及腓深神经。

[主治]踝关节疼痛，下肢痿痹，癫证，头痛，眩晕，腹胀，便秘。现多用于神经性头痛，消化不良，胃炎，肠炎，癫痫，面神经麻痹，足下垂，踝关节及其周围软组织疾患等。

[配伍]配阳陵泉、悬钟治下肢痿痹。

[刺灸法]直刺0.5~0.7寸；可灸。

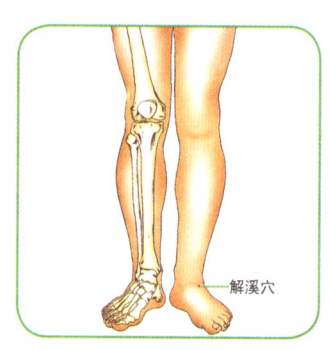

### 42.冲阳穴

[定位]该穴位于人体的足背最高处，当拇长伸肌腱与趾长伸肌腱之间，足背动脉搏动处。

[解剖]有足背动、静脉及足背静脉网。分布着腓浅神经的足背内侧皮神经，深层为腓深神经。

[主治]上齿痛，足背红肿，口眼歪斜，足痿。现多用于齿龈炎，癫痫，脉管炎等。

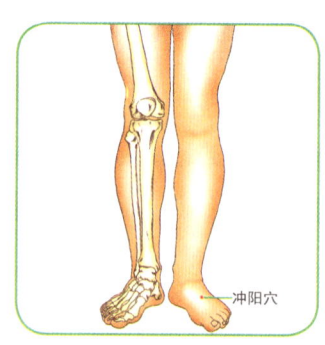

［配伍］配大椎、丰隆治癫痫。

［刺灸法］避开动脉，直刺0.3~0.5寸；可灸。

## 43.陷谷穴

［定位］该穴位于人体的足背，第二、三跖骨结合部前方凹陷处。

［解剖］有足背静脉网。分布着足背内侧皮神经。

［主治］面浮，身肿，腹痛，肠鸣，足背肿痛。现多用于结膜炎，急、慢性胃炎，急、慢性肠炎等。

［配伍］配陷谷、上星、囟会、前顶、公孙治面肿。

［刺灸法］直刺0.3~0.5寸；可灸。

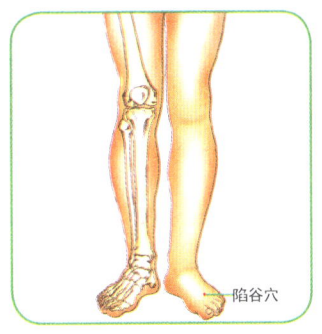
陷谷穴

## 44.内庭穴

［定位］该穴位于人体的足背，当二、三趾间，趾蹼缘后方赤白肉际处。

［解剖］有足背静脉网。当足背内侧皮神经外侧支分为趾背神经处。

［主治］齿痛，面痛，口角歪斜，咽喉痛，鼻衄，胃痛，吐酸，腹胀，泄泻，痢疾，便秘，足背肿痛，热病。现多用于急、慢性胃炎，急、慢性肠炎，齿龈炎，扁桃体炎，趾跖关节痛等。

［配伍］配合谷治齿痛；配地仓颊车治口歪；配三里穴、天枢穴治泄泻。

［刺灸法］直刺0.3~0.5寸；可灸。

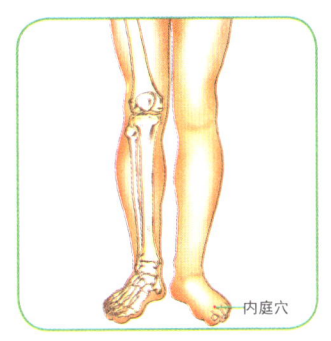
内庭穴

## 45.厉兑穴

［定位］该穴位于人体的足第二趾末节外侧，距趾甲角0.1寸（指寸）。

［解剖］有趾背动、静脉形成的动、静脉网。分布着腓浅神经的趾背神经。

［主治］面肿，鼻衄，口角歪斜，齿痛，喉痹，腹胀，足胫寒冷，热病，多梦，癫狂。现多用于精神分裂症，神经衰弱，消化不良，鼻炎，齿龈炎，扁桃体炎等。

［配伍］配内关、神门治多梦。

［刺灸法］浅刺0.1寸；可灸。

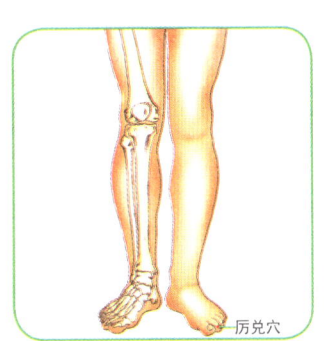
厉兑穴

# 第十二章

# 手少阳三焦经

SHOU SHAO YANG SAN JIAO JING

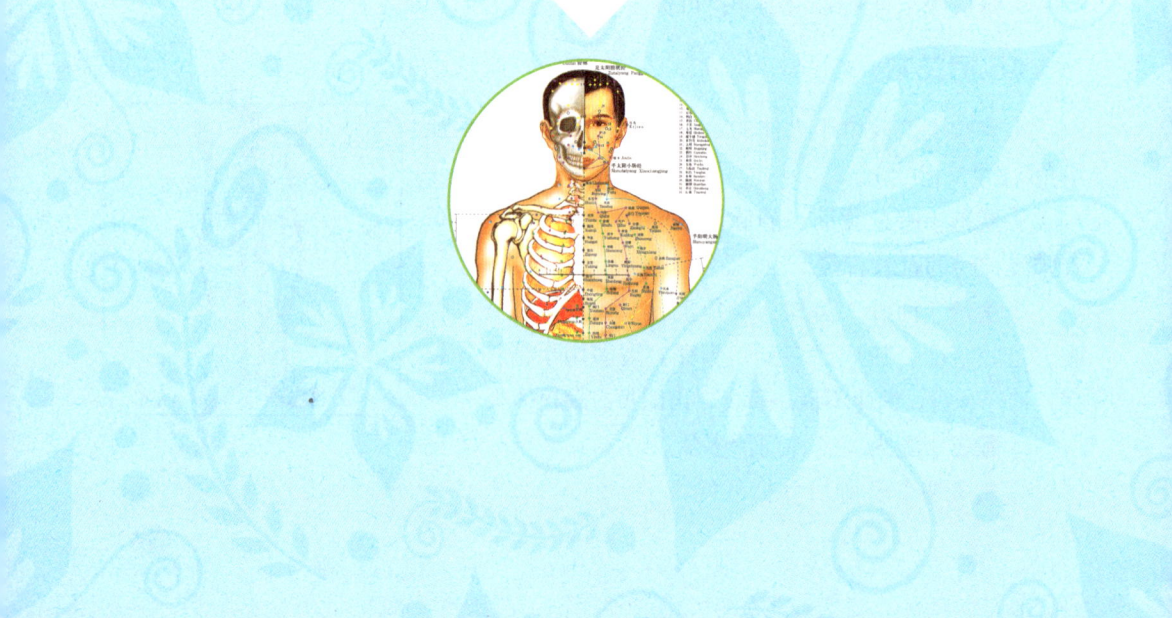

十二经脉之一，手少阳三焦之脉，起于小指次指之端，上出次指之间，循手表腕，出臂外两骨之间，上贯肘，循外上肩，交出足少阳之后，入缺盆交膻中，散络心包，下膈循属三焦。其支者从膻中上出缺盆，上项系耳后，直上出耳上角，以屈下颊至。其支者，从耳后入耳中至目锐。凡二十三穴，左右共四十六穴。

### 主要病候

脏腑病：胃脘痛，腹胀，呕恶，嗳气，黄疸，小便不利，烦心，心痛，失眠。

经脉病：舌本强，股膝内肿、厥，足大趾不用，身体皆重。

## 1.关冲穴

[定位] 该穴位于人体的手环指末节尺侧，距指甲角0.1寸（指寸）。

[解剖] 有指掌固有动、静脉形成的动、静脉网；布有来自尺神经的指掌侧固有神经。

[主治] 头痛，目赤，耳聋，耳鸣，喉痹，舌强，热病，心烦。

[配伍] 配内关、人中治中暑、昏厥。

[刺灸法] 浅刺0.1寸或三棱针点刺出血；可灸。

## 2.液门穴

[定位] 该穴位于人体的手背部，当第四、五指间，指蹼缘后方赤白肉际处。

[解剖] 有来自尺动脉的指背动脉；布有来自尺神经的手背支。

[主治] 头痛，目赤，耳痛，耳鸣，耳聋，喉痹，疟疾，手臂痛。

[配伍] 配鱼际治喉痛。

[刺灸法] 直刺0.3~0.5寸；可灸。

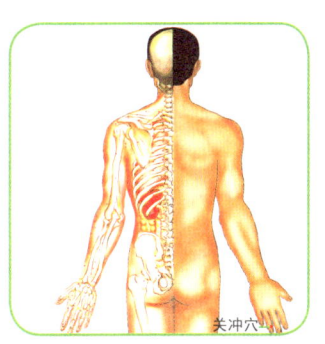

## 3.中渚穴

[定位] 该穴位于人体的手背部，当环指本节（掌指关节）的后方，第四、五掌骨间凹陷处。

[解剖] 有第四骨间肌；皮下有手背静脉网及第四掌背动脉；布有来自尺神经的手背支。

[主治] 头痛，目眩，目赤，目痛，耳聋，耳鸣，喉痹，肩背肘臂酸痛，手指不能屈伸，脊膂痛，热病。

[配伍] 配角孙治耳鸣耳聋；配太白治大便难；配支沟、内庭治嗌痛。

［刺灸法］直刺0.3~0.5寸；可灸。

### 4.阳池穴

［定位］该穴位于人体的腕背横纹中，当指总伸肌腱的尺侧缘凹陷处。

［解剖］皮下有手背静脉网，第四掌背动脉；布有尺神经手背支及前臂背侧皮神经末支。

［主治］腕痛，肩臂痛，耳聋，疟疾，消渴，口干，喉痹。

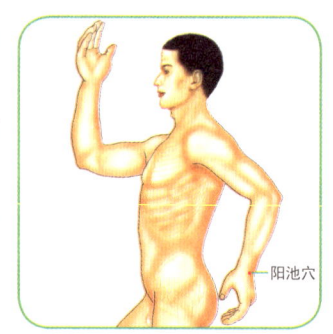

［配伍］配合谷、尺泽、曲池、中渚治手臂拘挛。

［刺灸法］直刺0.3~0.5寸；可灸。

### 5.外关穴

［定位］该穴位于人体的前臂背侧，当阳池与肘尖的连线上，腕背横纹上2寸，尺骨与桡骨之间。

［解剖］在桡骨与尺骨之间，指总伸肌与拇长伸肌之间，屈肘俯掌时则在指总伸肌的桡侧；深层有前臂骨间背侧动脉和掌侧动、静脉；布有前臂背侧皮神经，深层有前臂骨间背侧及掌侧神经。

［主治］热病，头痛，颊痛，耳聋，耳鸣，目赤肿痛，胁痛，肩背痛，肘臂屈伸不利，手指疼痛，手颤。

［配伍］配足临泣治颈项强痛、肩背痛；配大椎、曲池治外感热病；配阳陵泉治胁痛。

［刺灸法］直刺0.5~1寸；可灸。

### 6.支沟穴

［定位］该穴位于人体的前臂背侧，当阳池与肘尖的连线上，腕背横纹上3寸，尺骨与桡骨之间。

［解剖］在桡骨与尺骨之间，指总伸肌与拇长伸肌之间，屈肘俯掌时则在指总伸肌的桡侧；深层有前臂骨间背侧和掌侧动、静脉；布有前臂背侧皮神经，深层有前臂骨间背侧及掌侧神经。

［主治］暴喑，耳聋，耳鸣，肩背酸痛，胁肋痛，呕吐，便秘，热病。

［配伍］配天枢治大便秘结；配双侧支沟治急性腰扭伤、胁痛。

［刺灸法］直刺0.5~1寸；可灸。

## 7.会宗穴

[定位] 该穴位于人体的前臂背侧,当腕背横纹上3寸,支沟尺侧,尺骨的桡侧缘。

[解剖] 尺骨桡侧缘,在小指固有伸肌和尺侧腕伸肌之间;有前臂骨间背侧动、静脉;布有前臂背侧皮神经,深层有前臂骨间背侧神经和骨间掌侧神经。

[主治] 耳聋,痫证,上肢肌肤痛。

[配伍] 配听会、耳门治疗耳聋;配大包治上肢肌肉疼痛,软组织挫伤。

[刺灸法] 直刺0.5~1寸;可灸。

## 8.三阳络穴

[定位] 该穴位于人体的前臂背侧,腕背横纹上4寸,尺骨与桡骨之间。

[解剖] 在指总伸肌与拇长展肌起端之间;有前臂骨间背侧动、静脉;布有前臂背侧皮神经,深层为前臂骨间背侧神经。

[主治] 暴喑,耳聋,手臂痛,龋齿痛。

[配伍] 配曲池、合谷、肩井治卒中后遗症上肢不遂。

[刺灸法] 直刺0.5~1寸;可灸。

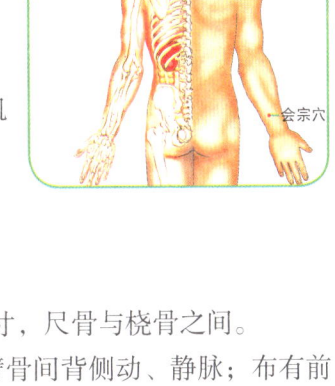

## 9.四渎穴

[定位] 该穴位于人体的前臂背侧,当阳池与肘尖的连线上,肘尖下5寸,尺骨与桡骨之间。

[解剖] 在指总伸肌和尺侧腕伸肌之间;深层有前臂骨间背侧动、静脉;布有前臂背侧皮神经,深层有前臂骨间背侧神经。

[主治] 暴喑,突发性聋,齿痛,呼吸气短,咽阻如梗,前臂痛。

[配伍] 配三阳络、消泺、肩髎、天髎、肩外俞治肩臂痛;配三阳络、阳溪治手指伸展不利,上肢不遂。

[刺灸法] 直刺0.5~1寸;可灸。

## 10.天井穴

[定位] 该穴位于人体的臂外侧,屈肘时,当肘尖直上1寸凹陷处。

[解剖] 在肱骨下端后面鹰嘴窝中,有肱三头肌腱;肘关节动、静脉网;布有

臂背侧皮神经和桡神经肌支。

[主治] 偏头痛，胁肋，颈项，肩臂痛，耳聋，瘰疬，瘿气，癫痫。

[配伍] 配率谷治偏头痛；配天突治瘿气；配臂治瘰疬、瘾疹；配巨阙、心俞治精神恍惚。

[刺灸法] 直刺0.5~1寸；可灸。

### 11. 清冷渊穴

[定位] 该穴位于人体的臂外侧，屈肘时，当肘尖直上2寸，即天井上1寸。

[解剖] 在肱三头肌下部；有中侧副动、静脉末支；布有臂背侧皮神经及桡神经肌支。

[主治] 头痛，目黄，肩臂痛不能举。

[配伍] 配肩髎、天髎、臑俞、养老、合谷治上肢痿、痹、瘫、痛。

[刺灸法] 直刺0.5~1寸；可灸。

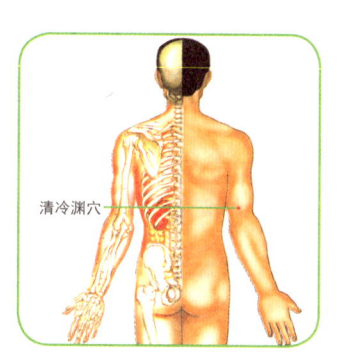

### 12. 消泺穴

[定位] 该穴位于人体的臂外侧，当清冷渊与臑会连线中点处。

[解剖] 在肱三头肌肌腹的中间；有中侧副动、静脉；布有臂背侧皮神经及桡神经。

[主治] 头痛，颈项强痛，臂痛，齿痛，癫疾。

[配伍] 配肩髎、肩髃、臑会、清冷渊治肩臂痛，上肢不遂，肩周炎。

[刺灸法] 直刺0.8~1寸；可灸。

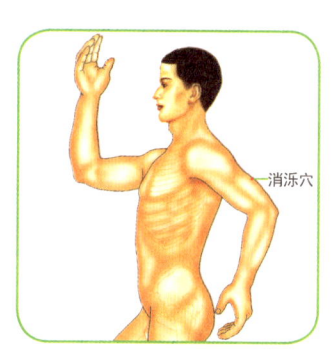

### 13. 臑会穴

[定位] 该穴位于人体的臂外侧，当肘尖与肩髎的连线上，肩髎下3寸，三角肌的后下缘。

[解剖] 在肱三头肌长头与外侧头之间；有中侧副动、静脉；布有臂背侧皮神经，桡神经肌支，深层为桡神经。

[主治] 肩臂痛，瘿气，瘰疬，目疾，肩胛肿痛。

[配伍] 配肩俞、肩贞治肩周炎；配肘髎、外关

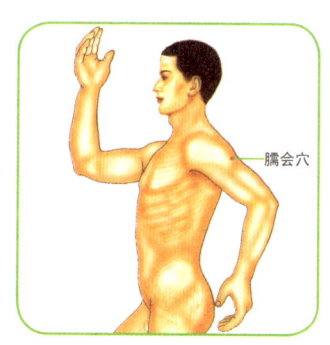

治肘臂挛痛。

［刺灸法］直刺0.5~1寸；可灸。

### 14.肩髎穴

［定位］该穴位于人体的肩部，肩髃后方，当臂外展时，于肩峰后下方呈现凹陷处。

［解剖］在三角肌中；有旋肱后动脉；布有腋神经的肌支。

［主治］臂痛，肩重不能举。

［配伍］配天宗、曲垣治疗肩背疼痛；配肩井、天池、养老治上肢不遂、肩周炎。

［刺灸法］直刺0.5~1寸；可灸。

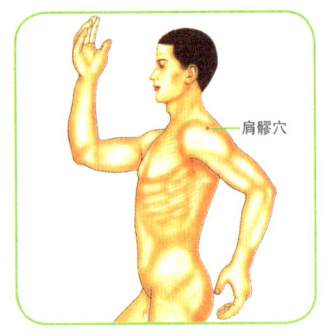

### 15.天髎穴

［定位］该穴位于人体的肩胛部，肩井与曲垣的中间，当肩胛骨上角处。

［解剖］有斜方肌、冈上肌；有颈横动脉降支，深层为肩胛上动脉肌支；布有第一胸神经后支外侧皮支，副神经，深层为肩胛上神经肌支。

［主治］肩臂痛，颈项强痛，胸中烦满。

［配伍］配秉风、天宗、清冷渊、臑会治颈肩综合征、上肢不遂。

［刺灸法］直刺0.5~0.8寸；可灸。

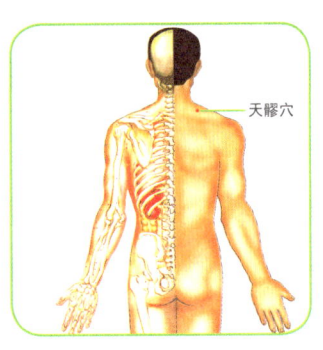

### 16.天牖穴

［定位］该穴位于人体的颈侧部，当乳突的后下方，平下颌角，胸锁乳突肌的后缘。

［解剖］在胸锁乳突肌后缘；有枕动脉的肌支，耳后动、静脉及颈后浅静脉；布有枕小神经本干，深层为副神经，颈神经。

［主治］头晕，头痛，面肿，目昏，突发性聋，项强。

［配伍］配外关、率谷治偏头痛、耳鸣、耳聋、腮腺炎。

［刺灸法］直刺0.8~1寸；可灸。

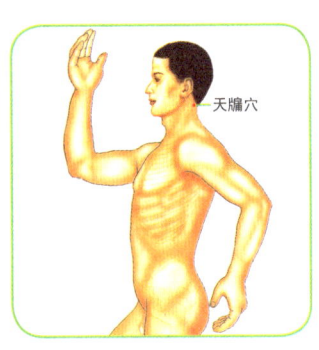

## 17.翳风穴

[定位] 该穴位于人体的耳垂后方,当乳突与下颌角之间的凹陷处。

[解剖] 有耳后动、静脉,颈外浅静脉;布有耳大神经,深部为面神经干从颅骨穿出处。

[主治] 耳鸣,耳聋,口眼㖞斜,牙关紧闭,颊肿,瘰疬。

[配伍] 配地仓、承浆、水沟、合谷治口噤不开。

[刺灸法] 直刺0.8~1寸;可灸,勿直接灸。

## 18.瘈脉穴

[定位] 该穴位于人体的头部,耳后乳突中央,当角孙与翳风之间,沿耳轮连线的中、下1/3的交点处。

[解剖] 在耳后肌上;有耳后动、静脉;布有耳大神经耳后支。

[主治] 头痛,耳聋,耳鸣,小儿惊痫,呕吐,泻痢。

[配伍] 配翳风、耳门、听宫、听会、百会治耳硬化症,提高听力。

[刺灸法] 平刺0.3~0.5寸,或点刺出血;可灸。

## 19.颅息穴

[定位] 该穴位于人体的头部,当角孙与翳风之间,沿耳轮连线的上、中1/3的交点处。

[解剖] 有耳后动、静脉;布有耳大神经和枕大神经的吻合支。

[主治] 头痛、耳鸣、耳痛、小儿惊痫,呕吐涎沫。

[配伍] 配太冲治小儿惊痫、呕吐涎沫、癫疾;配天冲、脑空、风池、太阳治偏头痛、头风病。

[刺灸法] 平刺0.2~0.5寸;可灸。

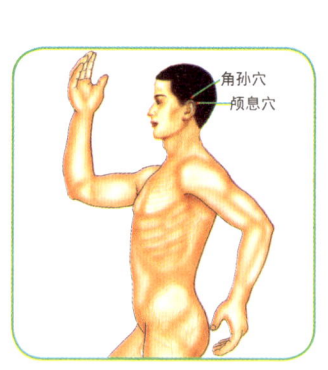

## 20.角孙穴

[定位] 该穴位于人体的头部,折耳郭向前,当耳尖直上入发际处。

[解剖] 有耳上肌;颞浅动、静脉耳前支;布有耳颞神经分支。

［主治］耳部肿痛，目赤肿痛，目翳，齿痛，唇燥，项强，头痛。

［配伍］率谷透角孙配足临泣治眩晕。

［刺灸法］平刺0.3~0.5寸；可灸。

### 21.耳门穴

［定位］该穴位于人体的面部，当耳屏上切迹的前方，下颌骨髁状突后缘，张口有凹陷处。

［解剖］有颞浅动、静脉耳前支；布有耳颞神经，面神经分支。

［主治］耳聋，耳鸣，聤耳，齿痛，颈颌痛。

［配伍］配丝竹空治牙痛；配兑端治上齿龋。

［刺灸法］直刺0.5~1寸；可灸。

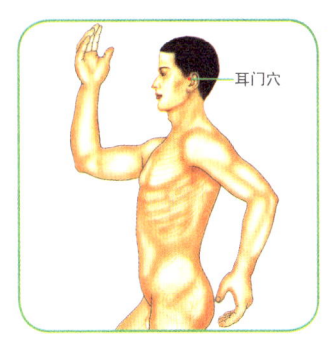

### 22.耳禾髎穴

［定位］该穴位于人体的头侧部，当鬓发后缘，平耳郭根之前方，颞浅动脉的后缘。

［解剖］有颞肌和颞浅动、静脉；布有耳颞神经分支，面神经颞支。

［主治］头重痛，耳鸣，牙关拘急，颌肿，鼻准肿痛，口渴。

［配伍］配养老、完骨治耳聋。

［刺灸法］斜刺0.3~0.5；可灸。

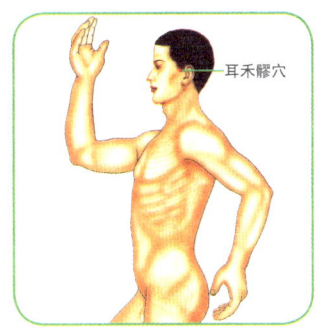

### 23.丝竹空穴

［定位］该穴位于人体的面部，当眉梢凹陷处。

［解剖］有眼轮匝肌；颞浅动、静脉额支；布有面神经颧眶支及耳颞神经分支。

［主治］头痛，目眩，目赤痛，眼睑跳动，齿痛，癫痫。

［配伍］配丝竹空止牙痛。

［刺灸法］平刺0.5~1寸；不宜灸。

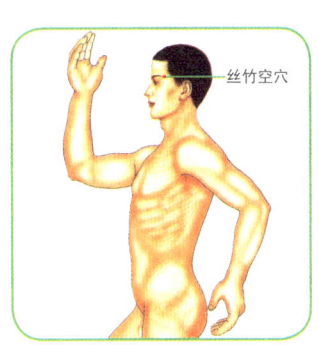

# 第十三章

## 足少阳胆经

ZU SHAO YANG DAN JING

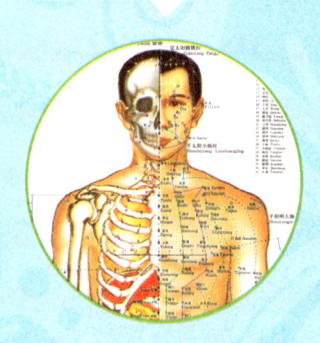

人体十二经脉之一，简称胆经。循行部位起于目外眦（瞳子髎穴），上至头角（颔厌穴），下行到耳后（完骨穴），再折回上行，经额部至眉上（阳白穴），又向后折至风池穴，沿颈下行至肩上，左右交会于大椎穴，前行入缺盆。本经脉一分支从耳后进入耳中，出走于耳前，至目外眦后方。另一分支从目外眦分出，下行至大迎穴，同手少阳经分布于面颊部的支脉相合，行至目眶下，向下的经过下颌角部下行至颈部，与前脉会合于缺盆后，穿过膈肌，络肝，属胆，沿胁里浅出气街，绕毛际，横向至环跳穴处。直行向下的经脉从缺盆下行至腋，沿胸侧，过季胁，下行至环跳穴处与前脉会合，再向下沿大腿外侧、膝关节外缘，行于腓骨前面，直下至腓骨下端，浅出外踝之前，沿足背行出于足第四趾外侧端（足窍阴穴）。

本经脉又一分支从足背（临泣穴）分出，前行出足大趾外侧端，折回穿过爪甲，分布于足大趾爪甲后丛毛处，交于足厥阴肝经。

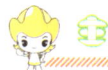
## 主要疾病

寒热，口苦，胁痛，偏头痛，外眼角痛，颈及锁骨上窝肿痛，腋下淋巴结肿大，股、膝、小腿外侧疼痛及第四足趾运动障碍。

### 1.瞳子髎穴

[定位] 该穴位于人体的面部，目外眦旁，当眶外侧缘处。

[解剖] 有眼轮匝肌，深层为颞肌；当颧眶动、静脉分布处；布有颧面神经和颧颞神经，面神经的额颞支。

[主治] 头痛，目赤，目痛，怕光畏光，迎风流泪，远视不明，内障，目翳。

[配伍] 配合谷、临泣、睛明治目生内障；配少泽治妇人乳肿；配养老、肝俞、光明、太冲治疗视物昏花。

[刺灸法] 向后刺或斜刺0.3~0.5寸；或用三棱针点刺出血。

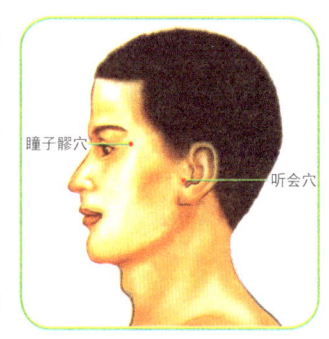

### 2.听会穴

[定位] 该穴位于人体的面部，当耳屏间切迹的前方，下颌骨髁突的后缘，张口有凹陷处。

[解剖] 有颞浅动脉耳前支，深部为颈外动脉及面后静脉；布有耳大神经，皮下为面神经。

[主治] 耳鸣，耳聋，流脓，齿痛，下颌脱臼，口眼㖞斜，面痛，头痛。

[配伍] 配颊车、地仓治中风口眼歪斜；配迎香治耳聋气痞；配耳门、听宫治下颌关节炎。

[刺灸法] 直刺0.5寸；可灸。

### 3.上关穴

[定位] 该穴位于人体的耳前，下关直下，当颧弓的上缘凹陷处。

[解剖] 在颞肌中；有颧眶动、静脉；布有面神经的颧眶支及三叉神经小分支。

[主治] 头痛，耳鸣，耳聋，聤耳，口眼歪斜，面痛，齿痛，惊痫，瘛疭。

[配伍] 配肾俞、翳风、太溪、听会治老年人肾虚耳鸣耳聋；配耳门、合谷、颊车治下颌关节炎、牙关紧闭。

[刺灸法] 直刺0.5~0.8寸；可灸。

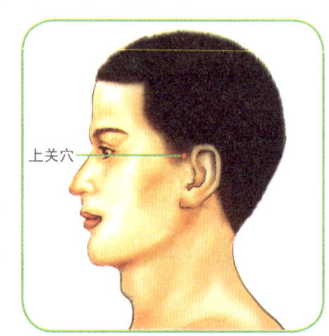

### 4.颔厌穴

[定位] 该穴位于人体的头部鬓发上，当头维与曲鬓弧形连线的上1/4与下3/4交点处。

[解剖] 在颞肌中；有颞浅动、静脉额支；布有耳颞神经颞支。

[主治] 头痛，眩晕，目外眦痛，齿痛，耳鸣，惊痫。

[配伍] 配悬颅治偏头痛；透悬颅、悬厘，配外关、风池治眩晕。

[刺灸法] 直刺0.3~0.4寸；可灸。

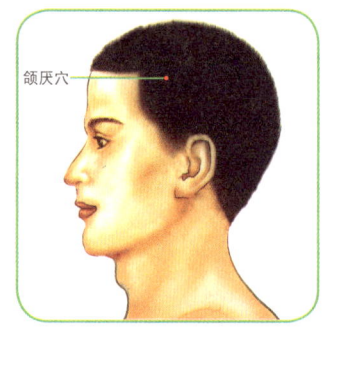

### 5.悬颅穴

[定位] 该穴位于人体的头部鬓发上，当头维与曲鬓弧形连线的中点处。

[解剖] 在颞肌中；有颞浅动、静脉额支；布有耳颞神经颞支。

[主治] 偏头痛，面肿，目外眦痛，齿痛。

[配伍] 配颔厌、治偏头痛；配曲池、合谷治热病头痛。

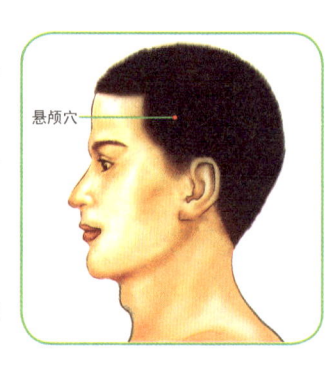

[刺灸法] 向后平刺0.5~0.8寸；可灸。

## 6.悬厘穴

[定位] 该穴位于人体的头部鬓发上，当头维与曲鬓弧形连线的上3/4与下1/4交点处。

[解剖] 在颞肌中；有颞浅动、静脉额支；布有耳颞神经颞支。

[主治] 偏头痛，目外眦痛，耳鸣，上齿痛。

[配伍] 配鸠尾治热病偏头痛引目外眦；配束骨治癫痫。

[刺灸法] 向后平刺0.5~0.8寸；可灸。

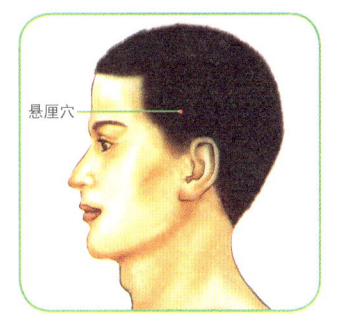

## 7.曲鬓穴

[定位] 该穴位于人体的头部，当耳前鬓角发际后缘的垂线与耳尖水平线交点处。

[解剖] 在颞肌中；有颞浅动、静脉额支；布有耳颞神经颞支。

[主治] 偏头痛，颔颊肿，牙关紧闭，呕吐，齿痛，目赤肿痛，项强不得顾。

[配伍] 配风池、太冲治目赤肿痛；配下关、合谷、太冲治疗头痛、口噤不开。

[刺灸法] 向后平刺0.5~0.8寸；可灸。

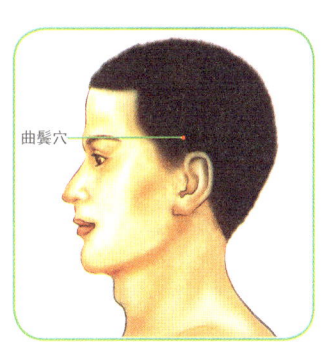

## 8.率谷穴

[定位] 该穴位于人体的头部，当耳尖直上入发际1.5寸，角孙直上方。

[解剖] 在颞肌中；有颞动、静脉顶支；布有耳颞神经和枕大神经会合支。

[主治] 头痛，眩晕，呕吐，小儿惊风。

[配伍] 配印堂、太冲、合谷治小儿急慢惊风、眩晕、耳鸣；配合谷、足三里治流行性腮腺炎。

[刺灸法] 平刺0.5~1寸；可灸。

## 9.天冲穴

[定位] 该穴位于人体的头部，当耳根后缘直上入发际2寸，率谷后0.5寸。

[解剖] 有耳后动、静脉；布有耳大神经支。

[主治] 头痛，齿龈肿痛，癫痫，惊恐，瘿气。

[配伍] 配目窗、风池治头痛。

[刺灸法] 平刺0.5~1寸；可灸。

### 10.浮白穴

[定位] 该穴位于人体的头部，当耳后乳突的后上方，天冲与完骨的弧形连线的中1/3与上1/3交点处。

[解剖] 有耳后动、静脉分支；布有耳大神经之分支。

[主治] 头痛，颈项强痛，耳鸣，耳聋，齿痛，瘰疬，瘿气，臂痛不举，足痿不行。

[配伍] 配风池、行间治偏头痛、目赤肿痛；配听会、中渚治耳鸣、耳聋；配肾俞、太溪、耳门治耳鸣、耳聋。

[刺灸法] 平刺0.5~0.8寸；可灸。

### 11.头窍阴穴

[定位] 该穴位于人体的头部，当耳后乳突的后上方，天冲与完骨的弧形连线的中1/3与下1/3交点处。

[解剖] 有耳后动、静脉之支；布有枕大神经和枕小神经会合支。

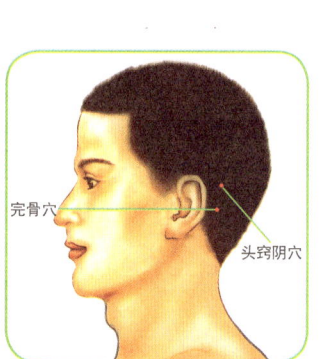

[主治] 头痛，眩晕，颈项强痛，胸胁痛，口苦，耳鸣，耳聋，耳痛。

[配伍] 配强间治头痛；配只支沟、太冲、风池治肝胆火盛之偏头痛或巅顶痛。

[刺灸法] 平刺0.5~0.8寸；可灸。

### 12.完骨穴

[定位] 该穴位于人体的头部，当耳后乳突的后下方凹陷处。

[解剖] 在胸锁乳突肌附着部上方，有耳后动、静脉之支；布有枕小神经本干。

[主治] 头痛，颈项强痛，颊肿，喉痹，龋齿，口眼歪斜，癫痫，疟疾。

[配伍] 配风池、大杼治疟疾；配风池治癫疾僵仆；配风池、合谷治风热上犯喉痹、齿痛、疟腮、口歪。

［刺灸法］斜刺0.5~0.8寸；可灸。

## 13.本神穴

［定位］该穴位于人体的头部，当前发际上0.5寸，神庭旁开3寸，神庭与头维连线的内2/3与外1/3交点处。

［解剖］在额肌中；有颞浅动、静脉额支和额动、静脉外侧支；布有额神经外侧支。

［主治］头痛，目眩，癫痫，小儿惊风，颈项强痛，胸胁痛，半身不遂。

［配伍］配前顶、囟会、天柱治小儿惊痫；配水沟、太阳、合谷、大椎、天柱、百会治中风不省人事、小儿惊风。

［刺灸法］平刺0.5~0.8寸；可灸。

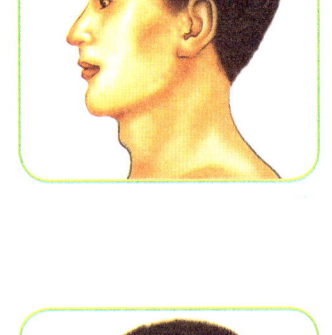

## 14.阳白穴

［定位］该穴位于人体的前额部，当瞳孔直上，眉上1寸。

［解剖］在额肌中；有额动、静脉外侧支；布有额神经外侧支。

［主治］头痛，目眩，目痛，外眦疼痛，雀目。

［配伍］配太阳、睛明、鱼腰治目赤肿痛、视物昏花、上睑下垂。

［刺灸法］平刺0.5~0.8寸；可灸。

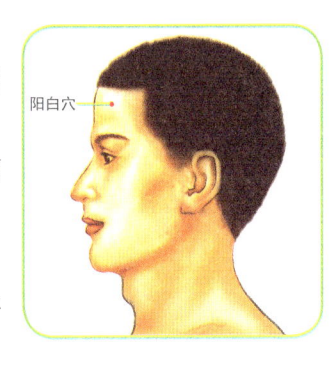

## 15.头临泣穴

［定位］该穴位于人体的头部，当瞳孔直上入前发际0.5寸，神庭与头维连线的中点处。

［解剖］在额肌中；有额动、静脉；布有额神经内、外支会合支。

［主治］头痛，目眩，目赤痛，流泪，目翳，鼻塞，鼻渊，耳聋，小儿惊痫，热病。

［配伍］配阳谷、腕骨、申脉治风眩；配肝俞治白翳；配大椎、腰奇、水沟、十宣治中风昏迷癫痫；配大椎、间使、胆俞、肝俞治疟疾。

［刺灸法］平刺0.5~0.8寸；可灸。

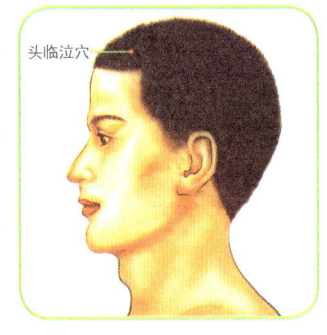

## 16. 目窗穴

[定位] 该穴位于人体的头部，当前发际上1.5寸，头正中线旁开2.25寸。

[解剖] 在帽状腱膜中；有颞浅动、静脉额支；布有额神经内、外侧支会合支。

[主治] 头痛，目眩，目赤肿痛，远视，近视，面浮肿，上齿龋肿，小儿惊痫。

[配伍] 配关冲、风池治头疼；配陷谷治面目浮肿。

[刺灸法] 平刺0.5~0.8寸；可灸。

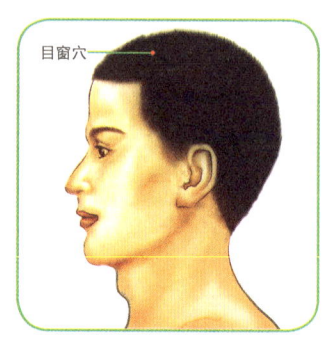

## 17. 正营穴

[定位] 该穴位于人体的头部，当前发际上2.5寸，头正中线旁开2.25寸。

[解剖] 在帽状腱膜中；有颞浅动、静脉顶支和枕动、静脉吻合网；布有额神经和枕大神经的会合支。

[主治] 头痛，头晕，目眩，唇吻强急，齿痛。

[配伍] 配阳白、太冲、风池治疗头痛、眩晕、目赤肿痛。

[刺灸法] 平刺0.5~0.8寸；可灸。

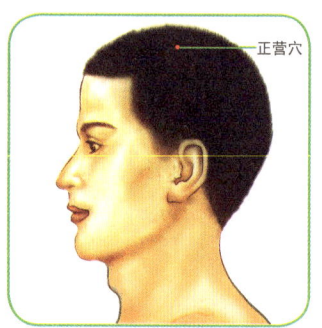

## 18. 承灵穴

[定位] 该穴位于人体的头部，当前发际上4寸，头正中线旁开2.25寸。

[解剖] 在帽状腱膜中；有枕动、静脉分支；布有枕大神经之支。

[主治] 头晕，眩晕，目痛，鼻渊，鼻衄，鼻窒，多涕。

[配伍] 配风池、风门、后溪治鼻衄。

[刺灸法] 平刺0.5~0.8寸；可灸。

## 19. 脑空穴

[定位] 该穴位于人体的头部，当枕外隆凸的上缘外侧，头正中线旁开2.25寸，平脑户。

[解剖] 在枕肌中；有枕动、静脉分支；布有枕大神经之支。

[主治] 头痛，颈项强痛，目眩，目赤肿痛，鼻痛，耳聋，癫痫，惊悸，热病。

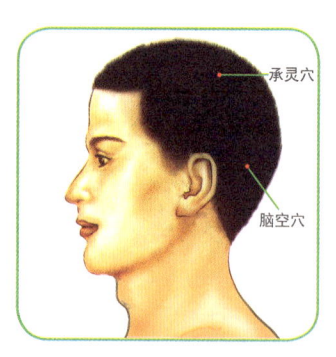

［配伍］配大椎、照海、申脉治癫狂痫证；配风池、印堂、太冲治头痛、目眩；配悬钟、后溪治颈项强痛。

［刺灸法］平刺0.5~0.8寸；可灸。

### 20.风池穴

［定位］该穴位于人体的项部，当枕骨之下，与风府相平，胸锁乳突肌与斜方肌上端之间的凹陷处。

［解剖］在胸锁乳突肌与斜方肌上端附着部之间的凹陷中，深层为头夹肌；有枕动、静脉分支；布有枕小神经之支。

［主治］头痛，眩晕，颈项强痛，目赤痛，目泪出，鼻渊，鼻衄，耳聋，气闭，中风，口眼歪斜，疟疾，热病，感冒，瘿气。

［配伍］配合谷、丝竹空治偏正头痛；配脑户、玉枕、风府、上星治目痛不能视；配百会、太冲、水沟、足三里、十宣治中风。

［刺灸法］针尖微下，向鼻尖方向斜刺0.5~0.8寸，或平刺透风府穴；可灸。

### 21.肩井穴

［定位］该穴位于人体的肩上，前直乳中，当大椎与肩峰端连线的中点上。

［解剖］有斜方肌，深层为肩胛提肌与冈上肌；有颈横动、静脉分支；布有腋神经分支，深层上方为桡神经。

［主治］肩背痹痛，手臂不举，颈项强痛，乳痈，中风，瘰疬，难产，诸虚百损。

［配伍］配足三里、阳陵泉治脚气酸痛；治疗乳腺炎特效穴。

［刺灸法］直刺0.5~0.8寸，深部正当肺尖，慎不可深刺；可灸。

### 22.渊腋穴

［定位］该穴位于人体的侧胸部，举臂，当腋中线上，腋下3寸，第四肋间隙中。

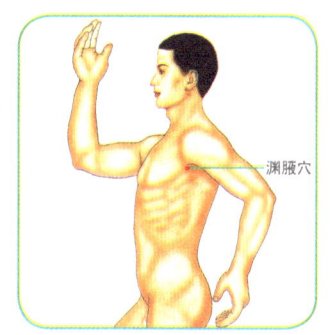

［解剖］有前锯肌和肋间内、外肌；有胸腹壁静脉，胸外侧动、静脉及第四肋间动、静脉；布有第四肋间神经外侧皮支，胸长神经之支。

［主治］胸满，胁痛，腋下肿，臂痛不举。

［配伍］配大包、支沟治胸胁痛、肋间神经痛。配条口透承山、天宗、臑俞治肩关节周围炎。

[刺灸法] 斜刺0.5~0.8寸。

### 23.辄筋穴

[定位] 该穴位于人体的侧胸部，渊腋前1寸，平乳头，第四肋间隙中。

[解剖] 在胸大肌外缘，有前锯肌，肋间内、外肌；有胸外侧动、静脉；布有第四肋间神经外侧皮支。

[主治] 胸肋痛，喘息，呕吐，腋肿，肩臂痛。

[配伍] 配肺俞、定喘治胸闷喘息不得卧；配阳陵泉、支沟治胸胁痛。

[刺灸法] 斜刺0.5~0.8寸；可灸。

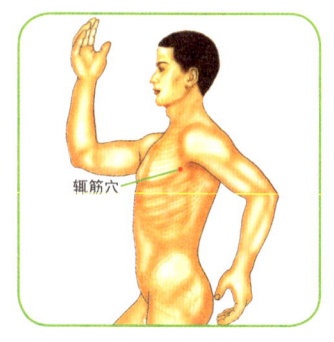
辄筋穴

### 24.日月穴

[定位] 该穴位于人体的上腹部，当乳头直下，第七肋间隙，前正中线旁开4寸。

[解剖] 有肋间内、外肌，肋下缘有腹外斜肌腱膜，腹内斜肌，腹横肌；有肋间动、静脉；布有第七或第八肋间神经。

[主治] 胁肋疼痛，胀满，呕吐，吞酸，呃逆，黄疸。

[配伍] 配胆俞治胆虚；配内关、中脘治呕吐、纳呆；配期门、阳陵泉治胆石症；配支沟、丘墟治胁胀痛；配胆俞、腕骨治黄疸。

[刺灸法] 斜刺0.5~0.8寸；可灸。

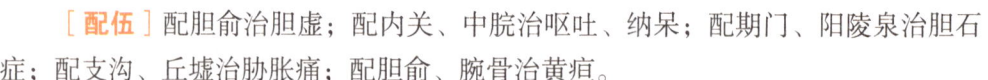
日月穴

### 25.京门穴

[定位] 该穴位于人体的侧腰部，章门后1.8寸，当十二肋骨游离端的下方。

[解剖] 有腹内、外斜肌及腹横肌；有第十一肋间动、静脉；布有第十一肋间神经。

[主治] 肠鸣，泄泻，腹胀，腰胁痛。

[配伍] 配行间治腰痛不可久立仰俯；配身柱、筋缩、命门治脊强脊痛。

[刺灸法] 斜刺0.5~0.8寸；可灸。

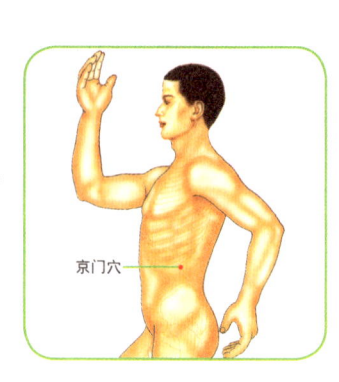
京门穴

## 26.带脉穴

[定位] 该穴位于人体的侧腹部，章门下1.8寸，当第十二肋骨游离端下方垂线与脐水平线的交点上。

[解剖] 有腹内、外斜肌及腹横肌；有第十二肋间动、静脉；布有第十二肋间神经。

[主治] 月经不调，赤白带下，疝气，腰胁痛。

[配伍] 配关元、气海、三阴交、白环俞、间使治赤白带下；配关元、足三里、肾俞、京门、次髎治肾气虚带下；配中极、次髎、行间、三阴交治湿热下注之带下。

[刺灸法] 直刺0.5~0.8寸；可灸。

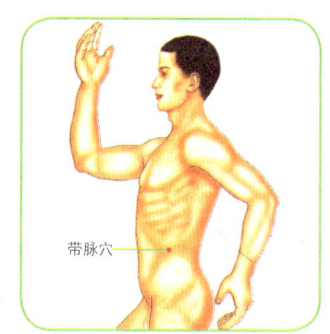
带脉穴

## 27.五枢穴

[定位] 该穴位于人体的侧腹部，当髂前上棘的前方，横平脐下3寸处。

[解剖] 有腹内、外斜肌及腹横肌；有旋髂浅、深动、静脉；布有髂腹下神经。

[主治] 阴挺，赤白带下，月经不调，疝气，少腹痛，便秘，腰胯痛。

[配伍] 五枢透维道、气海俞、阳陵泉对子宫全切术针麻。

[刺灸法] 直刺0.8~1.5寸；可灸。

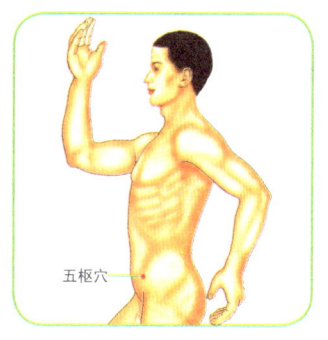
五枢穴

## 28.维道穴

[定位] 该穴位于人体的侧腹部，当髂前上棘的前下方，五枢前下0.5寸。

[解剖] 在髂前上棘前内方，有腹内、外斜肌及腹横肌；有旋髂浅、深动、静脉；布有髂腹股沟神经。

[主治] 腰胯痛，少腹痛，阴挺，疝气，带下，月经不调，水肿。

[配伍] 配百会、气海、足三里、三阴交治气虚下陷之阴挺或带下证；配五枢、带脉、中极、太冲、三阴交治卵巢囊肿、闭经；配横骨、冲门、气冲、大敦治疝气。

[刺灸法] 向前下方斜刺0.8~1.5寸；可灸。

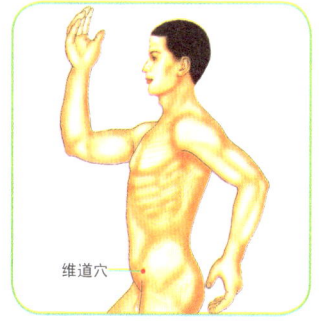
维道穴

## 29.居髎穴

[定位] 该穴位于人体的髋部，当髂前上棘与股骨大转子最凸点连线的中点处。

[解剖] 有臀中肌，臀小肌；有臀上动、静脉下支；布有臀上皮神经及臀上神经。

[主治] 腰腿痹痛，瘫痪，足痿，疝气。

[配伍] 配环跳、委中治腿风湿痛。配腰夹脊穴11~2、13~5、环跳、跳跃、风市、阳陵泉、条口、悬钟治中风下肢瘫痪、根性坐骨神经痛、腓总神经麻痹。

[刺灸法] 直刺或斜刺1.5~2寸；可灸。

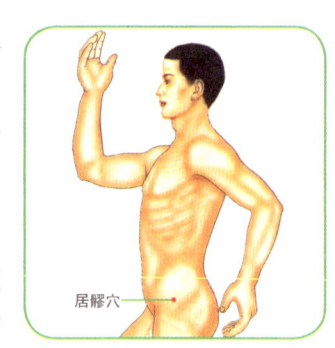

## 30.环跳穴

[定位] 该穴位于人体的股外侧部，侧卧屈股，当股骨大转子最凸点与骶管裂孔连线的外三分之一与中三分之一交点处。

[解剖] 在臀大肌、梨状肌下缘；内侧为臀下动、静脉；布有臀下皮神经，臀下神经，深部正当坐骨神经。

[主治] 腰胯疼痛，半身不遂，下肢痿痹，遍身风疹，挫闪腰疼，膝踝肿痛不能转侧。

[配伍] 配风市治风痹；配太白、足三里、阳陵泉、丰隆、飞扬治下肢水潴留、静脉炎；配风市、膝阳关、阳陵泉、丘墟治胆经型坐骨神经痛；配居髎、风市、中渎治股外侧皮神经炎；配髀关、伏兔、风市、犊鼻、足三里、阳陵泉、太冲、太溪治小儿麻痹，肌萎缩，中风半身不遂。

[刺灸法] 直刺2~2.5寸；可灸。

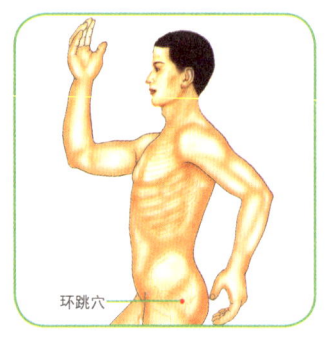

## 31.风市穴

[定位] 该穴位于人体的大腿外侧部的中线上，当腘横纹上7寸。或直立垂手时，中指尖处。

[解剖] 在阔筋膜下，股外侧肌中；有旋股外侧动、静脉肌支；布有股外侧皮神经，股神经肌支。

[主治] 中风半身不遂，下肢痿痹、麻木，遍身瘙痒，脚气。

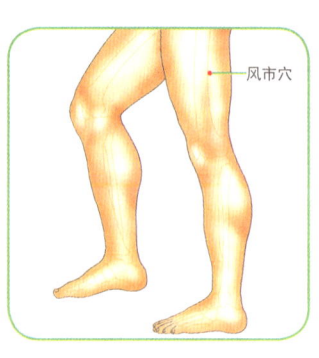

［配伍］配风池、大杼、大椎、命门、关元、腰阳关、十七椎治中心型类风湿。

［刺灸法］直刺1~1.5寸；可灸。

### 32.中渎穴

［定位］该穴位于人体的大腿外侧，当风市下2寸，或腘横纹上5寸，股外肌与股二头肌之间。

［解剖］在阔筋膜下，股外侧肌中；有旋股外侧动、静脉肌支；布有股外侧皮神经，股神经肌支。

［主治］下肢痿痹、麻木，半身不遂。

［配伍］配环跳、风市、膝阳关、阳陵泉、足三里治卒中后遗症、下肢瘫痪及小儿麻痹症。

［刺灸法］直刺1~1.5寸；可灸。

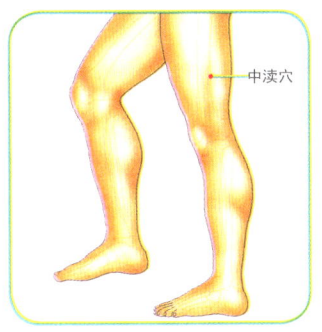
中渎穴

### 33.膝阳关穴

［定位］该穴位于人体的膝外侧，当股骨外上髁上方的凹陷处。

［解剖］在髂胫束后方，股二头肌腱前方；有膝上外侧动、静脉；布有股外侧皮神经末支。

［主治］膝膑肿痛，腘筋挛急，小腿麻木。

［配伍］配环跳、承筋治胫痹不仁；配血海、膝关、犊鼻、丰隆、曲池、合谷治膝关节炎。

［刺灸法］直刺0.8~1寸。

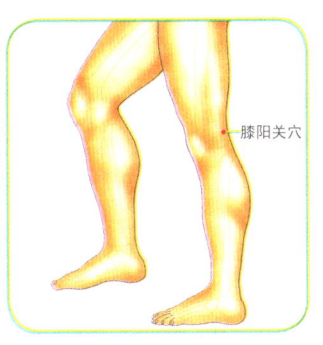
膝阳关穴

### 34.阳陵泉穴

［定位］该穴位于人体的小腿外侧，当腓骨小头前下方凹陷处。

［解剖］在腓骨长、短肌中；有膝下外侧动、静脉；当腓总神经分为腓浅神经及腓深神经处。

［主治］半身不遂，下肢痿痹、麻木，膝肿痛，脚气，胁肋痛，口苦，呕吐，黄疸，小儿惊风，破伤风。

［配伍］配曲池治半身不遂；配日月、期门、胆俞、至阳治黄疸、胆囊炎、胆结石；配足三里、上廉治胸胁痛。

［刺灸法］直刺或斜向下刺1~1.5寸；可灸。

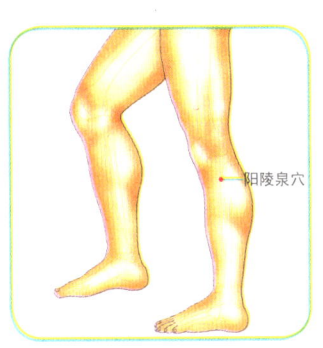
阳陵泉穴

## 35.阳交穴

[定位] 该穴位于人体的小腿外侧,当外踝尖上7寸,腓骨后缘。

[解剖] 在腓骨长肌附着部;有腓肠外侧皮神经。

[主治] 胸胁胀满疼痛,面肿,惊狂,癫疾,瘈疭,膝股痛,下肢痿痹。

[配伍] 配支沟、相应节段夹脊穴治带状疱疹之神经痛;配阳辅、绝骨、行间、昆仑、丘墟治两足麻木;配环跳、秩边、风市、伏兔、昆仑治风湿性腰腿痛、腰扭伤、坐骨神经痛、中风半身不遂之下肢瘫痪、小儿麻痹症。

[刺灸法] 直刺0.5~0.8寸;可灸。

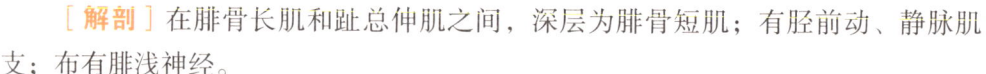

## 36.外丘穴

[定位] 该穴位于人体的小腿外侧,当外踝尖上7寸,腓骨前缘,平阳交。

[解剖] 在腓骨长肌和趾总伸肌之间,深层为腓骨短肌;有胫前动、静脉肌支;布有腓浅神经。

[主治] 颈项强痛,胸胁痛,疯犬伤毒不出,下肢痿痹,癫疾,小儿龟胸。

[配伍] 配腰奇、间使、丰隆、百会治癫痫;配环跳、伏兔、阳陵泉、阳交治下肢痿、痹、瘫;配陵后、足三里、条口、阳陵泉治腓总神经麻痹。

[刺灸法] 直刺0.5~0.8寸;可灸。

## 37.光明穴

[定位] 该穴位于人体的小腿外侧,当外踝尖上5寸,腓骨前缘。

[解剖] 在趾长伸肌和腓骨短肌之间;有胫前动、静脉分支;布有腓浅神经。

[主治] 目痛,夜盲,乳胀痛,膝痛,下肢痿痹,颊肿。

[配伍] 配肝俞、肾俞、风池、目窗、睛明、行间治青光眼和早期白内障。

[刺灸法] 直刺0.5~0.8寸;可灸。

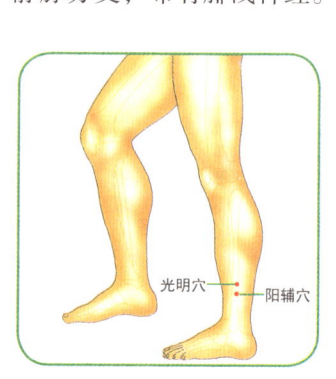

## 38.阳辅穴

[定位] 该穴位于人体的小腿外侧,当外踝尖上4寸,腓骨前缘稍前方。

[解剖] 在趾长伸肌和腓骨短肌之间;有胫前动、静脉分支;布有腓浅神经。

[主治] 偏头痛，目外眦痛，缺盆中痛，腋下痛，瘰疬，胸、胁、下肢外侧痛，疟疾，半身不遂。

[配伍] 配陵后、飞扬、金门治下肢痿痹瘫之足内翻畸形。

[刺灸法] 直刺0.5~0.8寸。

### 39.悬钟穴

[定位] 该穴位于人体的小腿外侧，当外踝尖上3寸，腓骨前缘。

[解剖] 在腓骨短肌与趾长伸肌分歧处；有胫前动、静脉分支；布有腓浅神经。

[主治] 半身不遂，颈项强痛，胸腹胀满，胁肋疼痛，膝腿痛，脚气，腋下肿。

[配伍] 配内庭治心腹胀满；配昆仑、合谷、肩髃、曲池、足三里治中风、半身不遂；配后溪、列缺治项强、落枕。

[刺灸法] 直刺0.5~0.8寸；可灸。

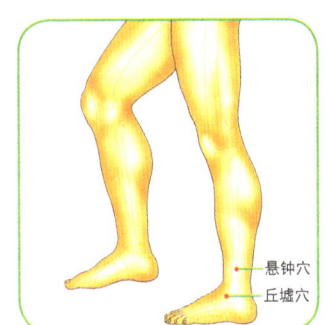
悬钟穴
丘墟穴

### 40.丘墟穴

[定位] 该穴位于人体的外踝的前下方，当趾长伸肌腱的外侧凹陷处。

[解剖] 在趾短伸肌起点；有外踝前动、静脉分支；布有足背中间皮神经分支及腓浅神经分支。

[主治] 颈项痛，腋下肿，胸胁痛，下肢痿痹，外踝肿痛，疟疾，疝气，目赤肿痛，目生翳膜，中风偏瘫。

[配伍] 配昆仑、绝骨治踝跟足痛；配中渎治胁痛；配大敦、阴市、照海治卒疝；配日月、期门、肝俞、胆俞、阳陵泉、腕骨治黄疸、胆道疾患。

[刺灸法] 直刺0.5~0.8寸；可灸。

### 41.足临泣穴

[定位] 该穴位于人体的足背外侧，当足四趾本节（第四趾关节）的后方，小趾伸肌腱的外侧凹陷处。

[解剖] 有足背静脉网，第四趾背侧动、静脉；布有足背中间皮神经。

[主治] 头痛，目外眦痛，目眩，乳痛，瘰疬，胁肋痛，疟疾，中风偏瘫，痹痛不仁，足跗肿痛。

[配伍] 配三阴交治痹证；配中极治月事不利。

[刺灸法] 直刺0.5~0.8寸；可灸。

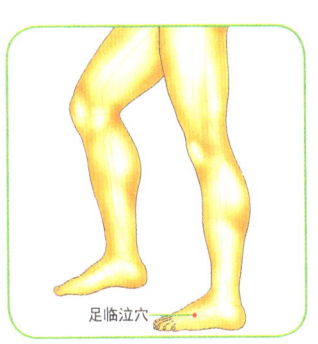
足临泣穴

## 42. 地五会穴

[定位] 该穴位于人体的足背外侧,当足四趾本节(第四趾关节)的后方,第四、五趾骨之间,小趾伸肌腱的内侧缘。

[解剖] 有足背静脉网,第四跖背侧动、静脉;布有足背中间皮神经。

[主治] 头痛,目赤痛,耳鸣,耳聋,胸满,胁痛,腋肿,乳痛,跗肿。

[配伍] 配耳门、足三里治耳鸣、腰痛。

[刺灸法] 直刺或斜刺0.5~0.8寸。

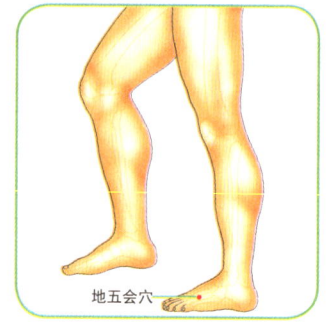
地五会穴

## 43. 侠溪穴

[定位] 该穴位于人体的足背外侧,当第四、五趾间,趾蹼缘后方赤白肉际处。

[解剖] 有趾背侧动、静脉;布有足背中间皮神经之趾背侧神经。

[主治] 头痛,眩晕,惊悸,耳鸣,耳聋,目外眦赤痛,颊肿,胸胁痛,膝股痛,足跗肿痛,疟疾。

[配伍] 配太阳、太冲、阳白、风池、头临泣治眩晕、偏头痛、耳鸣耳聋、目外眦痛。

[刺灸法] 直刺或斜刺0.3~0.5寸;可灸。

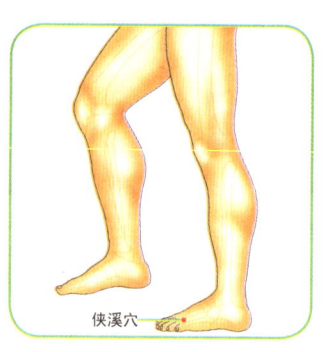
侠溪穴

## 44. 足窍阴穴

[定位] 该穴位于人体的第四趾末节外侧,距趾甲角0.1寸。

[解剖] 有趾背侧动、静脉和趾跖动脉形成的动脉网;布有趾背侧神经。

[主治] 偏头痛,目眩,目赤肿痛,耳聋,耳鸣,喉痹,胸胁痛,足跗肿痛,多梦,热病。

[配伍] 配太冲、太溪、内关、太阳、风池、百会治神经性头痛、高血压病、肋间神经痛、胸膜炎、急性传染性结膜炎、神经性耳聋等;配阳陵泉、期门、支沟、太冲治胆道疾患;配水沟、太冲、中冲、百会、风池急救中风昏迷。

[刺灸法] 直刺0.1~0.2寸;可灸。

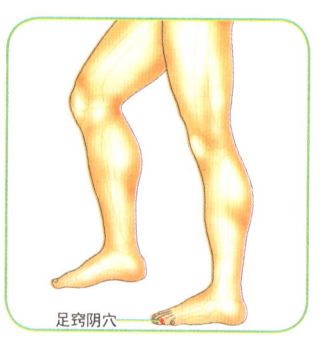
足窍阴穴

# 第十四章

# 任 脉
REN MAI

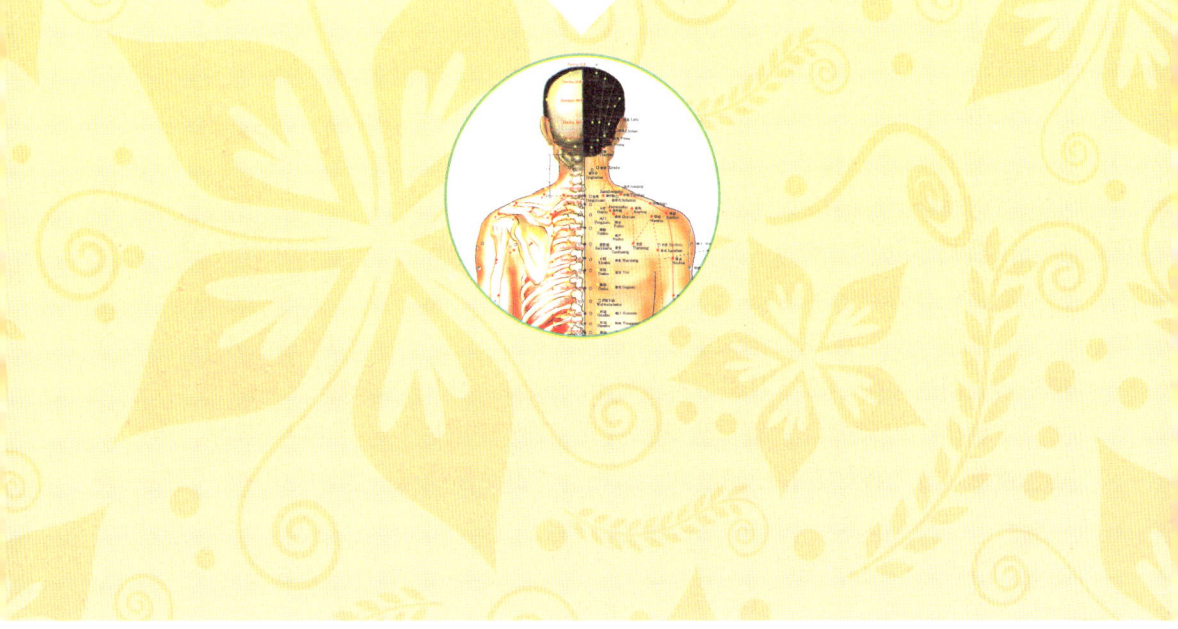

# 第十四章 任脉

任脉是奇经八脉之一。任脉起于小腹内胞宫，下出会阴毛部，经阴阜，沿腹部正中线向上，经过关元等穴到达咽喉部（天突穴），再上行到达下唇内，左右分行，环绕口唇，交会于督脉之龈交穴，再分别通过鼻翼两旁，上至眼眶下（承泣穴），交于足阳明经。

## 主要病候

任脉不通可表现为月经不调，经闭不孕，带下色白，小腹积块，胀满疼痛，游走不定，睾丸胀痛，疝气。任脉虚衰可表现为胎动不安，小腹坠胀，阴道下血，甚或滑胎，月经愆期或经闭，或月经淋漓不尽，头晕目花，腰膝酸软，舌淡，脉细无力。

### 1.会阴穴

[定位] 该穴位于人体的会阴部，男性当阴囊根部与肛门连线的中点，女性当大阴唇后联合与肛门连线的中点。

[解剖] 在球海绵体中央，有会阴浅、深横肌；有会阴动、静脉分支；布有会阴神经分支。

[主治] 溺水窒息，昏迷，癫狂，惊痫，小便难，遗尿，阴痛，阴痒，阴部汗湿，脱肛，阴挺，疝气，痔疾，遗精，月经不调。

[配伍] 配神门治癫狂痫；配水沟治溺水窒息；配十宣急救昏迷；配蠡沟治阴痒、阴痛（湿热下注型）；配归来、百会治阴挺（中气下陷型）；配承山治痔疮、脱肛；配支沟、上巨虚治便秘；配中极治遗尿、淋证；配关元治遗精。

[刺灸法] 直刺0.5~1寸，孕妇慎用；可灸。

### 2.曲骨穴

[定位] 该穴位于人体的下腹部，当前正中线上，耻骨联合上缘的中点处。

[解剖] 在腹白线上；有腹壁下动脉及闭孔动脉的分支；布有髂腹下神经分支。

[主治] 少腹胀满，小便淋沥，遗尿，疝气，遗精阳痿，阴囊湿痒，月经不调，赤白带下，痛经。

[配伍] 配肾俞、志室、大赫、关元、命门治阳痿、遗精（肾气虚型）；配膀胱俞、肾俞、次髎、阴陵泉、蠡沟治阳痿、遗精、癃

闭、淋证、阴痒、湿疹、带下（湿热下注）；配中极、关元、肾俞治肾虚、遗尿、小便不利；配关元、命门、阴交（针补法或灸）治宫寒不孕、痛经。

[刺灸法] 直刺0.5~1寸，内为膀胱，应在排尿后进行针刺；可灸。

### 3.中极穴

[定位] 该穴位于人体的下腹部，前正中线上，当脐中下4寸。

[解剖] 在腹白线上，深部为乙状结肠；有腹壁浅动、静脉分支，腹壁下动、静脉分支；布有髂腹下神经的前皮支。

[主治] 小便不利，遗溺不禁，阳痿，早泄，遗精，白浊，疝气偏坠，积聚疼痛，月经不调，阴痛，阴痒，痛经，带下，崩漏，阴挺，产后恶露不止，胞衣不下，水肿。

[配伍] 配大赫、肾俞、阴交、三阴交、次髎治阳痿、早泄、遗精、白浊、月经不调、痛经崩漏、产后恶露不止、胞衣不下、阴挺等症（肾气虚型）；配阴谷、气海、肾俞治遗溺不止；配大敦、关元、三阴交治疝气偏坠；配水分、三焦俞、三阴交、气海、委阳治水肿；中极透曲骨、配三阴交、地机治产后、术后尿潴留；中极透曲骨、配气海、膻中、足三里治尿潴留（老年人气虚）。

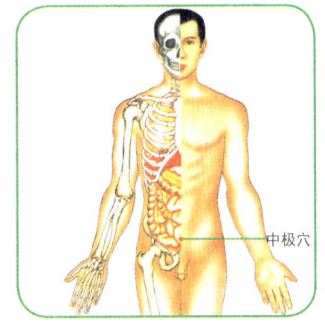
中极穴

[刺灸法] 直刺0.5~1寸；可灸。

### 4.关元穴

[定位] 该穴位于人体的下腹部，前正中线上，当脐中下3寸。

[解剖] 在腹白线上，深部为小肠；有腹壁浅动、静脉分支，腹壁下动、静脉分支；布有第十二肋间神经前皮支的内侧支。

[主治] 中风脱证，虚劳冷惫，羸瘦无力，少腹疼痛，霍乱吐泻，痢疾，脱肛，疝气，便血，溺血，小便不利，尿频，尿闭，遗精，白浊，阳痿，早泄，月经不调，经闭，经痛，赤白带下，阴挺，崩漏，阴门瘙痒，恶露不止，胞衣不下，消渴，眩晕。

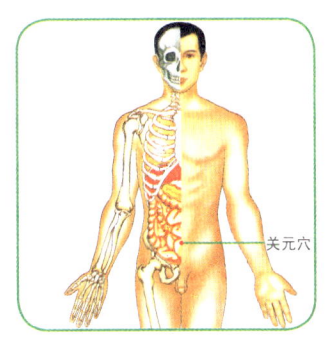
关元穴

[配伍] 配气海、肾俞（重灸）、神阙（隔盐灸）急救中风脱证；配足三里、脾俞、公孙、大肠俞治虚劳、里急、腹痛；配三阴交、血海、中极、阴交治月经不调（冲任不固，针用补法）；配中极、大赫、肾俞、次髎、命门、三阴交治男子不

育症、阳痿、遗精、早泄、尿频、尿闭、遗尿（肾阳虚衰、针补法或艾灸）；配太溪、肾俞治泻痢不止、五更泄。

[刺灸法] 直刺0.5~1寸；可灸。

### 5.石门穴

[定位] 该穴位于人体的下腹部，前正中线上，当脐中下2寸。

[解剖] 在腹白线上，深部为小肠；有腹壁浅动、静脉分支，腹壁下动、静脉分支；布有第十一肋间神经前皮支的内侧支。

[主治] 腹胀，泄利，绕脐疼痛，奔豚疝气，水肿，小便不利，遗精，阳痿，经闭，带下，崩漏，产后恶露不止。

[配伍] 配阴陵泉、关元、阴交治四肢水肿、小便不利（肾气不化）；配肾俞、三阴交治遗尿；配关元、天枢、气海、足三里治腹胀泄泻、绕脐痛；配大敦、归来治疝气；配三阴交、带脉穴治崩漏、带下。

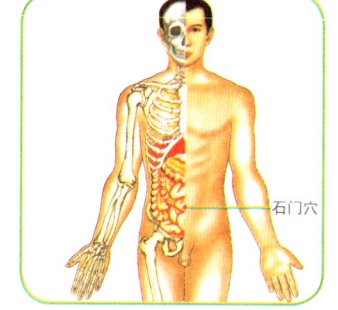
石门穴

[刺灸法] 直刺0.5~1寸；可灸；孕妇慎用。

### 6.气海穴

[定位] 该穴位于人体的下腹部，前正中线上，当脐中下1.5寸。

[解剖] 在腹白线上，深部为小肠；有腹壁浅动脉、静脉分支，腹壁下动、静脉分支；布有第十一肋间神经前皮支的内侧支。

[主治] 绕脐腹痛，水肿鼓胀，脘腹胀满，水谷不化，大便不通，泻痢不禁，癃淋，遗尿，遗精，阳痿，疝气，月经不调，痛经，经闭，崩漏，带下，阴挺，产后恶露不止，胞衣不下，脏气虚惫，形体羸瘦，四肢乏力。

[配伍] 配三阴交治白浊、遗精；配关元治产后恶露不止；配灸关元、膏肓、足三里治喘息短气（元气虚惫）；配关元、命门（重灸）、神阙（隔盐灸）急救中风脱证。配足三里、脾俞、胃俞、天枢、上巨虚治胃腹胀痛、呃逆、呕吐、水谷不化、大便不通、泻痢不止（脾气虚弱）；配足三里、合谷、百会治胃下垂、子宫下垂、脱肛。

[刺灸法] 直刺0.5~1寸；可灸；孕妇慎用。

### 7.阴交穴

[定位] 该穴位于人体的下腹部，前正中线上，当脐中下1寸。

[解剖] 在腹白线上，深部为小肠；有腹壁浅动脉、静脉分支，腹壁下动、静脉分支；布有第十肋间神经前皮支的内侧支。

[主治] 绕脐冷痛，腹满水肿，泄泻，疝气，阴痒，小便不利，奔豚，血崩，带下，产后恶露不止，小儿陷囟，腰膝拘挛。

[配伍] 配阴陵泉、带脉穴治赤白带下；配子宫穴、三阴交治月经不调、崩漏；配大肠俞、曲池治脐周作痛；配天枢、气海治腹胀肠鸣、泄泻。

[刺灸法] 直刺0.5~1寸；可灸；孕妇慎用。

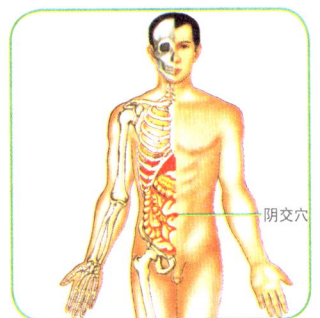

### 8.神阙穴

[定位] 该穴位于人体的腹中部，脐中央。

[解剖] 在脐窝正中，深部为小肠；有腹壁下动、静脉；布有第十肋间神经前皮支的内侧支。

[主治] 中风虚脱，四肢厥冷，尸厥，风痫，形惫体乏，绕脐腹痛，水肿鼓胀，脱肛，泄利，便秘，小便不禁，五淋，妇女不孕。

[配伍] 配三阴交治五淋；配公孙、水分、天枢、足三里治泄痢便秘、绕脐腹痛（脾肾不和）；配长强、气海、关元治脱肛、小便不禁、肾虚不孕症；神阙（隔盐灸）配关元、气海（重灸）治中风脱证。

[刺灸法] 禁刺；可灸。

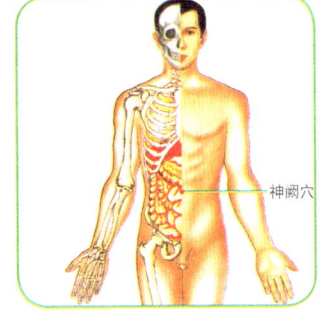

### 9.水分穴

[定位] 该穴位于人体的上腹部，前正中线上，当脐中上1寸。

[解剖] 在腹白线上，深部为小肠；有腹壁下动脉、静脉分支，腹壁下动、静脉分支；布有第八、九肋间神经前皮支的内侧支。

[主治] 腹痛，腹胀，肠鸣，泄泻，翻胃，水肿，小儿陷囟，腰脊强急。

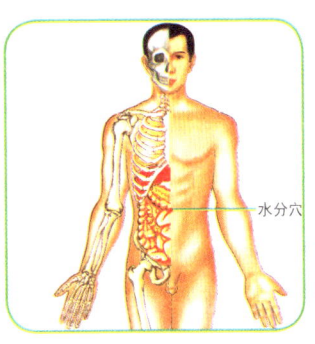

［配伍］配天枢、地机治腹水；配内关治反胃呕吐；配中封、曲泉治脐痛；配脾俞、三阴交治浮肿。

［刺灸法］直刺0.5~1寸；可灸。

### 10.下脘穴

［定位］该穴位于人体的上腹部，前正中线上，当脐中上2寸。

［解剖］在腹白线上，深部为横结肠；有腹壁上、下动、静脉交界处的分支；布有第八肋间神经前皮支的内侧支。

［主治］脘痛，腹胀，呕吐，呃逆，食谷不化，肠鸣，泄泻，痞块，虚肿。

［配伍］配天枢、气海、关元、足三里（针灸并用）治急性菌痢。

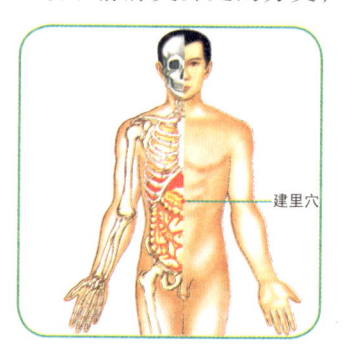

［刺灸法］直刺0.5~1寸；可灸。

### 11.建里穴

［定位］该穴位于人体的上腹部，前正中线上，当脐中上3寸。

［解剖］在腹白线上，深部为横结肠；有腹壁上、下动、静脉交界处的分支；布有第八肋间神经前皮支的内侧支。

［主治］胃脘疼痛，腹胀，呕吐，食欲不振，肠中切痛，水肿。

［配伍］配内关治胸中苦闷；配水分治肚腹浮肿。

［刺灸法］直刺0.5~1寸；可灸。

### 12.中脘穴

［定位］该穴位于人体的上腹部，前正中线上，当脐中上4寸。

［解剖］在腹白线上，深部为胃幽门部；有腹壁上动、静脉；布有第七、八肋间神经前皮支的内侧支。

［主治］胃脘痛，腹胀，呕吐，呃逆，翻胃，吞酸，纳呆，食不化，疳积，膨胀，黄疸，肠鸣，泄利，便秘，便血，胁下坚痛，虚劳吐血，哮喘，头痛，失眠，惊悸，怔忡，脏躁，癫狂，痫证，尸厥，惊风，产后血晕。

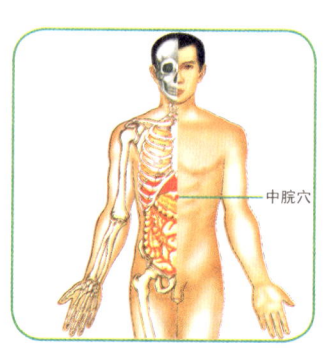

［配伍］配百会、足三里、神门治失眠、脏躁；

配膻中、天突、丰隆治哮喘；配梁丘、下巨虚治急性胃肠炎；配肝俞、太冲、三阴交、公孙治疗胃十二指肠球部溃疡；配上脘、梁门（电针20分钟）治胆道蛔虫症；配阳池、胞门、子户（针灸并用），治腰痛、痛经、月经不调（子宫不正）；配气海、足三里、内关、百会治胃下垂。

[刺灸法] 直刺0.5~1寸；可灸。

### 13.上脘穴

[定位] 该穴位于人体的上腹部，前正中线上，当脐中上5寸。

[解剖] 在腹白线上，深部为肝下缘及胃幽门部；有腹壁上动、静脉分支；布有第七肋间神经前皮支的内侧支。

[主治] 胃脘疼痛，腹胀，呕吐，呃逆，纳呆，食不化，黄疸，泄利，虚劳吐血，咳嗽痰多，癫痫。

[配伍] 配丰隆治纳呆；配天枢、中脘治嗳气吞酸、腹胀、肠鸣、泄泻。

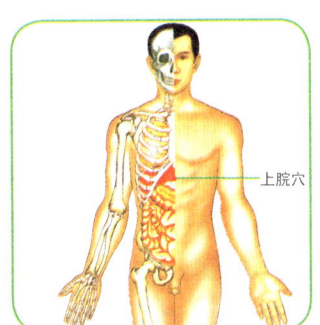
上脘穴

[刺灸法] 直刺0.5~1寸；可灸。

### 14.巨阙穴

[定位] 该穴位于人体的上腹部，前正中线上，当脐中上6寸。

[解剖] 在腹白线上，深部为肝脏；有腹壁上动、静脉分支；布有第七肋间神经前皮支的内侧支。

[主治] 胸痛，心痛，心烦，惊悸，尸厥，癫狂，痫证，健忘，胸满气短，咳逆上气，腹胀暴痛，呕吐，呃逆，噎嗝，吞酸，黄疸，泄利。

[配伍] 配内关治心绞痛；配章门、合谷、中脘、内关、足三里治呃逆；配足三里、膻中、内关、三阴交、心平穴、心俞治疗急性心肌梗死；配内关、人中治癫狂痫证；配神门治失眠健忘。

鸠尾穴　　　巨阙穴

[刺灸法] 直刺0.5~1寸；可灸。

### 15.鸠尾穴

[定位] 该穴位于人体的上腹部，前正中线上，当胸剑结合部下1寸。

[解剖] 在腹白线上，腹直肌起始部，深部为肝脏；有腹壁上动、静脉分支；布有第六肋间神经前皮支的内侧支。

[主治]心痛，心悸，心烦，癫痫，惊狂，胸中满痛，咳嗽气喘，呕吐，呃逆，反胃，胃痛。

[配伍]配梁门、足三里治胃痛；配三关、足三里治呕吐。

[刺灸法]斜向下刺0.5~1寸；可灸。

### 16.中庭穴

[定位]该穴位于人体的胸部，当前正中线上，平第五肋间，即胸剑结合部。

[解剖]有胸廓（乳房）内动、静脉的前穿支；布有第五肋间神经前皮支的内侧支。

[主治]胸腹胀满，噎嗝，呕吐，心痛，梅核气。

[配伍]配俞府、意舍治呕吐。

[刺灸法]平刺0.3~0.5寸；可灸。

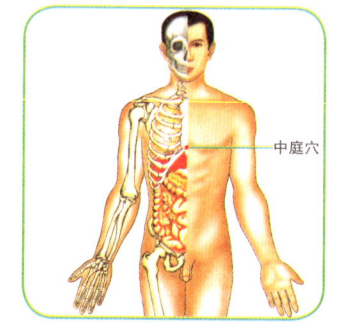

### 17.膻中穴

[定位]该穴位于人体的胸部，当前正中线上，平第四肋间，两乳头连线的中点。

[解剖]在胸骨体上；有胸廓（乳房）内动、静脉的前穿支；布有第四肋间神经前皮支的内侧支。

[主治]咳嗽，气喘，咯唾脓血，胸痹心痛，心悸，心烦，产妇少乳，噎嗝，膨胀。

[配伍]配曲池、合谷（泻法）治急性乳腺炎；配内关、三阴交、巨阙、心平、足三里治冠心病急性心肌梗死；配中脘、气海治呕吐反胃；配天突治哮喘；配乳根、合谷、三阴交、少泽、灸膻中治产后缺乳；配肺俞、丰隆、内关治咳嗽痰喘；配厥阴俞、内关治心悸、心烦、心痛。

[刺灸法]平刺0.3~0.5寸；可灸。

### 18.玉堂穴

[定位]该穴位于人体的胸部，当前正中线上，平第三肋间。

[解剖]在胸骨体中点；有胸廓（乳房）内动、静脉的前穿支；布有第三肋间神经前皮支的内侧支。

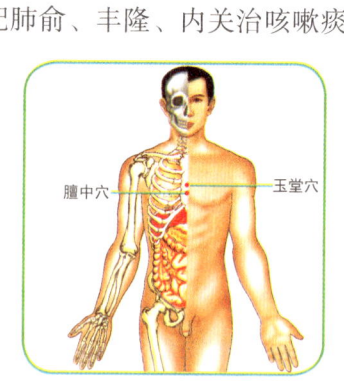

[主治]膺胸疼痛，咳嗽，气短，喘息，喉痹咽肿，呕吐寒痰，两乳肿痛。

[配伍]玉堂配膻中、内关、胸夹脊治疗胸痹。

[刺灸法]平刺0.3~0.5寸；可灸。

### 19.紫宫穴

[定位]该穴位于人体的胸部,当前正中线上,平第二肋间。

[解剖]在胸骨体上;有胸廓(乳房)内动、静脉的前穿支;布有第二肋间神经前皮支的内侧支。

[主治]咳嗽,气喘,胸胁支满,胸痛,喉痹,吐血,呕吐,饮食不下。

[配伍]配玉堂、太溪治呃逆上气、心烦。

[刺灸法]平刺0.3~0.5寸;可灸。

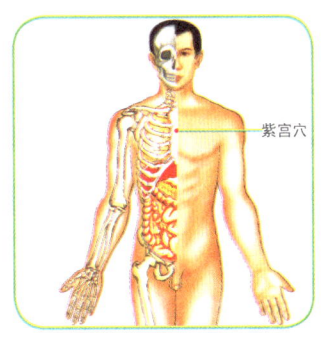

### 20.华盖穴

[定位]该穴位于人体的胸部,当前正中线上,平第一肋间。

[解剖]在胸骨角上;有胸廓(乳房)内动、静脉的前穿支;布有第一肋间神经前皮支的内侧支。

[主治]咳嗽,气喘,胸痛,胁肋痛,喉痹,咽肿。

[配伍]配气户治胁肋疼痛。

[刺灸法]平刺0.3~0.5寸;可灸。

### 21.璇玑穴

[定位]该穴位于人体的胸部,当前正中线上,天突下1寸。

[解剖]在胸骨柄上;有胸廓(乳房)内动、静脉的前穿支;布有锁骨上神经前支。

[主治]咳嗽,气喘,喉痹咽肿,胃中有积。

[配伍]配鸠尾治喉痹咽肿。

[刺灸法]平刺0.3~0.5寸;可灸。

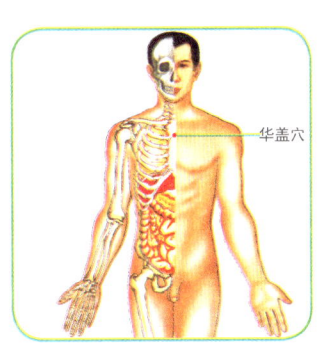

### 22.天突穴

[定位]该穴位于人体的颈部,当前正中线上胸骨上窝中央。

[解剖]在左右胸锁乳突肌之间,深层左右为胸骨舌骨肌和胸骨甲状肌;皮下有颈静脉弓、甲状腺下动脉分支;深部为气管,再向下,在胸骨柄后方为无名静脉及主动脉弓;布有锁骨上神经前支。

[主治] 咳嗽，哮喘，胸中气逆，咯唾脓血，咽喉肿痛，舌下急，暴喑，瘿气，噎嗝，梅核气。

[配伍] 配定喘穴、鱼际治哮喘、咳嗽；配膻中、列缺治外感咳嗽；配内关、中脘治呃逆；配廉泉、涌泉治暴喑；配丰隆治梅核气；配少商、天容治咽喉肿痛；配气舍、合谷治地方性甲状腺肿大。

[刺灸法] 先直刺0.2~0.3寸，然后沿胸骨柄后缘，气管前缘缓慢向下刺入0.5~1寸；可灸。

### 23.廉泉穴

[定位] 该穴位于人体的颈部，当前正中线上，结喉上方，舌骨上缘凹陷处。

[解剖] 在甲状软骨和舌骨之间，深部为会厌，下方为喉门，有甲状舌骨肌、舌肌；有颈前浅静脉，甲状腺上动、静脉；布有颈皮神经，深层有舌下神经分支。

[主治] 舌下肿痛，舌根急缩，舌纵涎出，舌强，中风失语，舌干口燥，口舌生疮，暴喑，喉痹，聋哑，咳嗽，哮喘，消渴，食不下。

[配伍] 配金津、玉液、天突、少商治舌强不语、舌下肿痛、舌缓流涎、暴喑。

[刺灸法] 直刺0.5~0.8寸，不留针；可灸。

### 24.承浆穴

[定位] 该穴位于人体的面部，当颏唇沟的正中凹陷处。

[解剖] 在口轮匝肌和颏肌之间；有下唇动、静脉分支；布有面神经及颏神经分支。

[主治] 口眼歪斜，唇紧，面肿，齿痛，齿衄，龈肿，流涎，口舌生疮，暴喑不言，消渴嗜饮，小便不禁，癫痫。

[配伍] 配委中治衄血不止；配风府治头项强痛、牙痛。

[刺灸法] 斜刺0.3~0.5寸；可灸。

# 第十五章

# 督脉

DU MAI

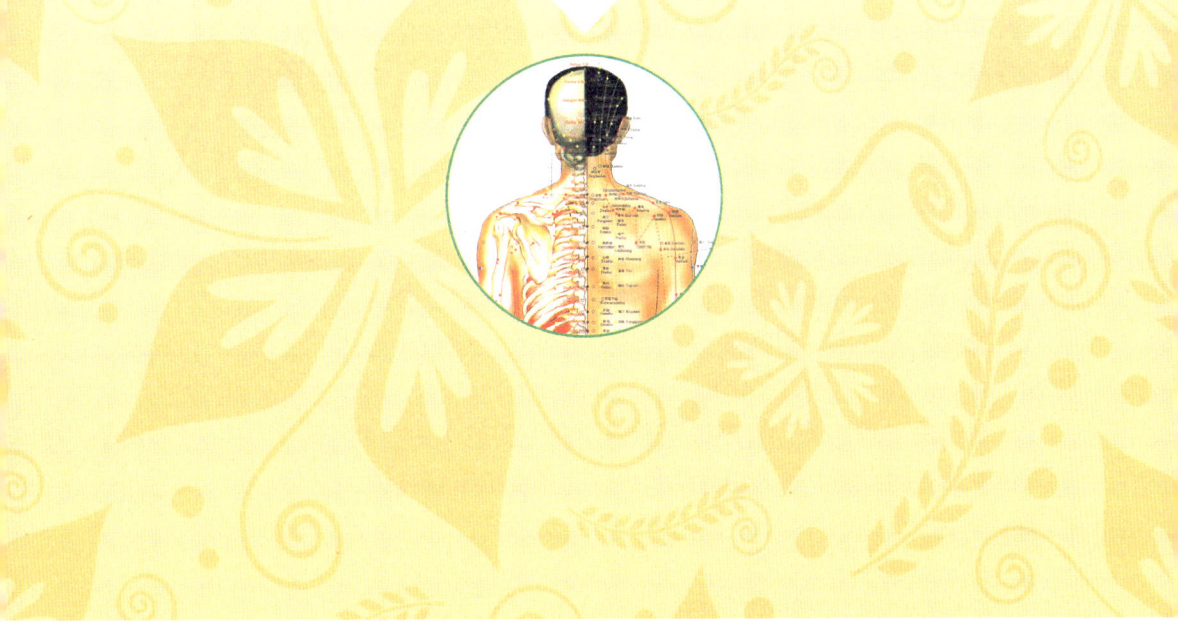

# 第十五章 督脉

督脉是奇经八脉之一。督脉起于小腹内胞宫，下出会阴部，向后行于腰背正中至尾骶部的长强穴，沿脊柱上行，经项后部至风府穴，进入脑内，沿头部正中线，上行至巅顶百会穴，经前额下行鼻柱至鼻尖的素髎穴，过人中，至上齿正中的龈交穴。

第一分支与冲、任二脉同起于胞中，出于会阴部，在尾骨端与足少阴肾经、足太阳膀胱经的脉气会合，贯脊，属肾。

第二分支从小腹直上贯脐，向上贯心，至咽喉与冲、任二脉相会合，到下颌部，环绕口唇，至两目下中央。

第三分支与足太阳膀胱经同起于眼内角，上行至前额，于巅顶交会，入络于脑，再别出下项，沿肩胛骨内，脊柱两旁，到达腰中，进入脊柱两侧的肌肉，与肾脏相联络。

## 主治病症

督脉虚衰可表现为眩晕、健忘、头昏头重、耳鸣耳聋、佝偻形俯、舌淡、脉细弱；督脉阳虚可表现为精冷薄清、遗精、背脊畏寒、阳事不举、宫寒不孕、腰膝酸软、女子少腹坠胀冷痛、舌淡、脉虚弱。

### 1.长强穴

[定位] 该穴位于人体的尾骨尖端下，胫门后方凹陷中，伏卧，当尾骨端与肛门连线的中点处。

[解剖] 肌肉：肛尾隔。深部前方为直肠。神经：尾神经及肛门神经。血管：肛门动、静脉分支，棘间静脉丛之延续部。

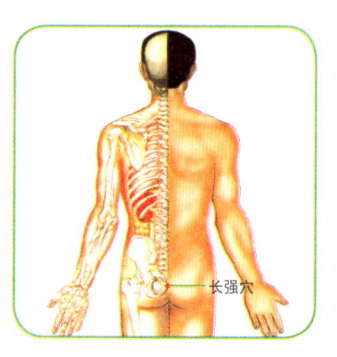

[主治] 脊强、反折、腰痛上寒、腰脊强急不可俯仰、腰尻重、头重、心痛、洞泄、痢疾、脱肛、肠风下血、淋癃、大小便难、缩阴、痔疾、癫狂、小儿惊痫、瘛疭、少年注夏羸瘦、童劳；癫痫、精神分裂症、肛裂、破伤风、尾骨痛、肛门瘙痒、阴痒、阴囊湿疹、阳痿、遗尿、前列腺炎、引产。

[配伍] 配二白、阴陵泉、上巨虚、三阴交治痔疮（湿热下注型）；配精宫、二白、百会（灸）治脱肛、痔疮。

[刺灸法] 取肘膝位，贴近尾骨前缘向上斜刺（约呈45°角）1~1.5寸，避免刺及位于前方的直肠。不宜用直接灸法，艾条温灸5~15分钟。

## 2.腰俞穴

[定位] 该穴位于人体的骶部正中线第四骶椎下，适对骶管裂孔。俯卧，尾骶部稍抬高，下肢略内旋（两大趾相靠近），在左右两骶角间上方定穴。女性一般与两髂后上棘成一等边三角形。

[解剖] 肌肉：骶尾韧带。神经：尾神经分支，骶管内上方为骶神经。血管：骶中动、静脉后支，棘间静脉丛。

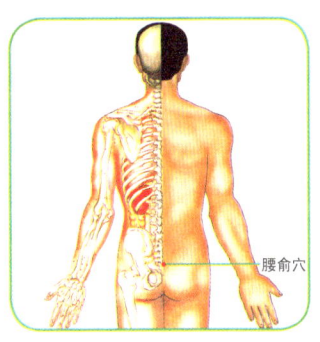
腰俞穴

[主治] 腰脊痛不得俯仰，温疟汗不出，妇人经闭溺赤。

[配伍] 配膀胱俞（灸）、长强、气冲、上髎、下髎、居髎治腰脊冷痛；配太冲治脊强反折、抽搐。

[刺灸法] 向上斜刺1~2寸，一般不须深入骶管裂孔，如需刺入骶管裂孔，可先从尾骨向上4~5厘米处摸到中线两侧的骶角，再从两骶角间向上探摸骶管裂孔，直刺5~8分或向上斜刺0.5~1寸。如需深入骶管，则可取肘膝位，在进针刺穿坚韧的骶尾韧带（此时有阻力消失感）后，成年男性呈15°~30°、女性呈30°~45°角缓缓刺入。因蛛网膜下隙下端止于第二骶椎平面，所以要注意掌握深度，不应超过1寸。艾炷灸3~7壮，艾条温灸10~20分钟。

## 3.腰阳关穴

[定位] 该穴位于人体的腰部正中线第四腰椎（十六椎）棘突下凹陷处，约与髂嵴相平。

[解剖] 肌肉：腰背筋膜、棘上韧带及棘间韧带。神经：腰神经后支内侧支。血管：腰动脉后支，棘间皮下静脉丛。

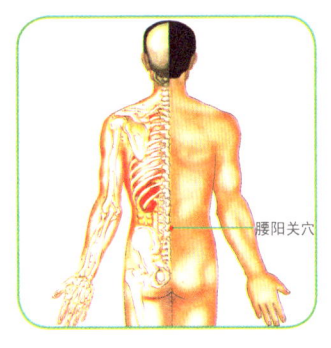
腰阳关穴

[主治] 腰腿痛、风痹不仁、筋挛不行、多涎、呕吐、腹泻、下血、遗精、遗尿、淋浊、月经不调、闭经、带下；小腹痛、慢性肠炎、盆腔炎、产后宫缩痛、膀胱麻痹、糖尿病、尿崩症、下肢瘫痪、坐骨神经痛、腰椎肥大、腰椎间盘突出症、多发性神经炎、阳萎、前列腺炎。

[配伍] 补腰阳关、肾俞、次髎、泻委中治腰脊痛、四肢厥冷、小便频数；配腰夹脊、秩边、承山、飞扬治坐骨神经痛、腰腿痛；配膀胱俞、三阴交治遗尿、尿频。

[刺灸法] 直刺0.5~1.5寸，或在棘突高处进针向下方沿皮刺1~1.5寸。艾炷灸3~7壮，艾条温灸15~20分钟。

### 4.命门穴

[定位] 该穴位于人体的腰部正中线第二腰椎（十四椎）棘突下凹陷处，约与季肋（第十一浮肋）下端相平。

[解剖] 肌肉：腰背筋膜、棘上韧带及棘间韧带、弓间韧带。神经：腰神经后支内侧支，椎管内为脊髓。血管：腰动脉后支，棘间皮下静脉丝。

[主治] 头痛如破，身热如火，骨蒸汗不出，痠腰腹痛。

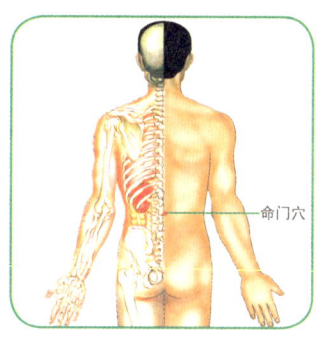

命门穴

[配伍] 配肾俞、太溪治遗精、早泄、腰脊酸楚、足膝无力、遗尿、癃闭、水肿、头昏耳鸣等肾阳亏虚之症；配百会、筋缩、腰阳关治破伤风抽搐；灸命门、隔盐灸神阙治中风脱证；配关元、肾俞、神阙（艾灸）治五更泄；补命门、肾俞、三阴交治肾虚腰痛；泻命门、阿是穴、委中、腰夹脊穴治腰扭伤痛和肥大性脊柱炎；配十七椎、三阴交治痛经（寒湿凝滞型）（艾灸）；配大肠俞、膀胱俞、阿是穴（灸）治寒湿痹腰痛。

[刺灸法] 直刺0.5~1.5寸，不可深刺；或在棘突高处进针向下方沿皮刺1~2寸。艾炷灸3~7壮，艾条温灸15~20分钟。

### 5.悬枢穴

[定位] 该穴位于人体的腰部正中线第一腰椎（十三椎）棘突下凹陷处。

[解剖] 肌肉：腰背筋膜、棘上韧带及棘间韧带。神经：腰神经后支内侧支，椎管内为脊髓。血管：腰动脉后支，棘间皮下静脉丛。

[主治] 腰脊强不得屈伸，积气上下，水谷不化，泻痢不止。

[配伍] 配委中、肾俞治腰脊强痛；配足三里、太白治完谷不化、泄泻。

[刺灸法] 直刺0.5~1寸，不可深刺，或在棘突高处进针向下方沿皮刺1~2寸；艾炷灸3~5壮，艾条温灸15~20分钟。

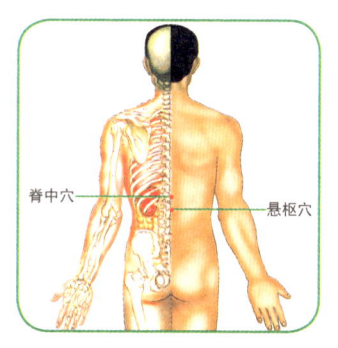

脊中穴　　悬枢穴

### 6.脊中穴

[定位] 该穴位于背部，当后正中线上，第十一胸椎棘突下凹陷中。

[解剖] 在腰背筋膜、棘上韧带及棘间韧带中；有第十一肋间动脉后支，棘间皮下静脉丛；布有第十一胸神经后支内侧支。

[主治] 腰脊强痛，黄疸，腹泻，痢疾，小儿疳积，痔疾，脱肛，便血，癫痫。

[配伍] 配足三里穴、中脘穴治腹胀胃痛；配上巨虚穴、下巨虚穴治腹泻痢疾；配鸠尾穴、大椎穴、丰隆穴治癫痫；配肾俞穴、太溪穴治腰膝痛；配至阳穴、阳陵泉穴、胆俞穴治黄疸。

[刺灸法] 斜刺0.5~1寸。

### 7.中枢穴

[定位] 该穴位于人体的背部，当后正中线上，第十胸椎棘突下凹陷中。

[解剖] 在腰背筋膜，棘上韧带及棘间韧带中；有第十肋间动脉后支，棘间皮下静脉丛；布有第十胸神经后支之内侧支。

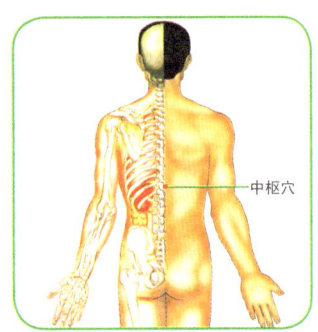

[主治] 黄疸，呕吐，腹满，胃痛，腰背痛。

[配伍] 配命门、腰眼、阳陵泉、后溪治腰脊痛。

[刺灸法] 斜刺0.5~1寸。

### 8.筋缩穴

[定位] 该穴位于人体的背部，当后正中线上，第九胸椎棘突下凹陷中。

[解剖] 在腰背筋膜、棘上韧带及棘间韧带中；有第九肋间动脉后支，棘间皮下静脉丛；布有第九胸神经后支内侧支。

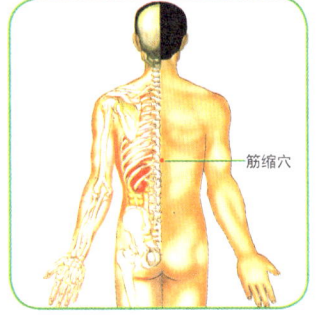

[主治] 癫狂，惊痫，抽搐，脊强，背痛，胃痛，黄疸，四肢不收，筋挛拘急。

[配伍] 配角孙、瘛脉治小儿惊痫、瘛疭、角弓反张；配通里治癫痫；配水道治脊强。

[刺灸法] 斜刺0.5~1寸；可灸。

### 9.至阳穴

[定位] 该穴位于人体的背部，当后正中线上，第七胸椎棘突下凹陷中。

[解剖] 有腰背筋膜，棘上韧带及棘间韧带；有第七肋间后动、静脉背侧支及棘突间静脉丛；布有七胸神经后支的内侧支。

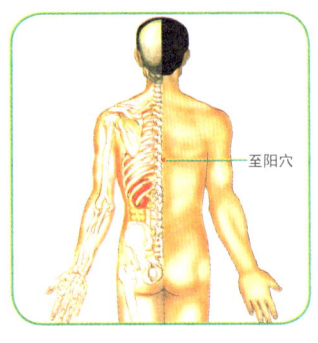

[主治]腰脊痛，胃中寒不食，胸胁支满，胫酸四肢重，寒热如解。

[配伍]配曲池、阳陵泉、脾俞治黄疸；配天枢、大肠俞治腹胀、肠鸣、泄泻；配内关、神门治心悸、心痛。

[刺灸法]斜刺0.5~1寸；可灸。

### 10.灵台穴

[定位]该穴位于人体的背部，当后正中线上，第六胸椎棘突下取之。

[解剖]肌肉：有腰背筋膜，棘上韧带及棘间韧带。血管：为第六肋间动脉背侧支，棘间皮下静脉丛分布处。神经：有第六肋间神经后支之内侧支行走。

[主治]喘哮，久咳，脊痛项强，寒热感冒，脾热，痈疽疔疮。

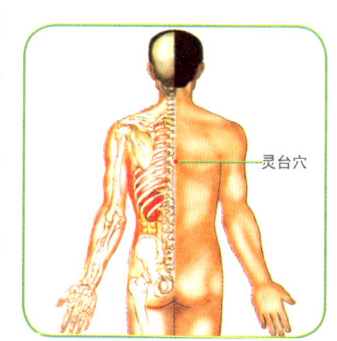

[配伍]配陶道、内关治间日疟；配合谷（泻法）、委中（放血）治疔疮；配阳陵泉、支沟胸胁痛；配身柱、至阳治背痛；配胆俞、阳陵泉、太冲治黄疸。

[刺灸法]斜刺，从背侧面略向上刺入。针3~5分。灸3~5壮；温灸10~20分钟。

### 11.神道穴

[定位]该穴位于人体的背部，当后正中线上，第五胸椎棘突下凹陷处。

[解剖]肌肉：腰背筋膜，棘上韧带，棘间韧带。神经：第五胸神经后支内侧支，椎管内为脊髓。血管：第五肋间动脉后支，棘间皮下静脉丛。

[主治]伤寒头痛，寒热往来，疟，健忘惊悸，牙车急，张口不合，风痫。

[配伍]配关元治身热头痛；配神门治健忘惊悸；配百会、三阴交治失眠健忘、小儿惊风、痫证；配心俞、厥阴俞、内关、通里、曲泽治胸痹。

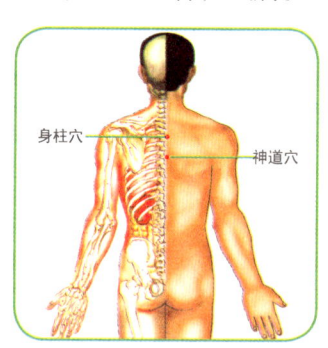

[刺灸法]斜刺0.5~1寸，不可深刺，或在棘突高处进针向下方沿皮刺1~2寸。艾炷灸3~5壮，艾条温灸15~20分钟。

### 12.身柱穴

[定位]该穴位于人体的背部正中线第三胸椎棘突下凹陷处，约与肩胛冈内侧端相平。

[解剖]肌肉：腰背筋膜，棘上韧带，棘间韧带。神经：第三胸神经后支内侧支，椎管内为脊髓。血管：第三肋间动脉后支，棘间皮下静脉丛。

[主治] 胸中热，身热狂走，谵语，癫狂，咳嗽，口干烦渴，哮喘，头痛，胸背痛，腰脊强痛，疔疮，虚劳，癫痫；支气管炎，肺炎，肺结核，百日咳，精神分裂症，癔症，佝偻病，风湿性心脏病。

[配伍] 配水沟、内关、丰隆、心俞治癫狂痫；配风池、合谷、大椎治肺热、咳嗽；配灵台、合谷、委中（泻法）治疗毒。

[刺灸法] 斜刺0.5~1寸，不可深刺，或在棘突高处进针向下方沿皮刺1~2寸，艾炷灸3~5壮，艾条温灸15~20分钟。

### 13.陶道穴

[定位] 该穴位于人体的背部正中线第一胸椎棘突下凹陷处。

[解剖] 肌肉：腰背筋膜，棘上韧带，棘间韧带。神经：第一胸神经支内侧支，椎管内为脊髓。血管：第一肋间动脉后支，棘间皮下静脉丛。

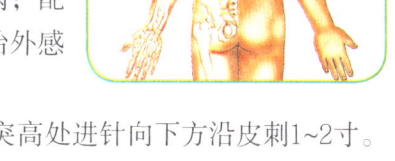

[主治] 头痛，头重，目瞑，凄厥，寒热，诸风，虚劳，骨蒸，疟疾，项强难以反顾，脊强，岁热时行，癫痫；疟疾，肺结核，精神分裂症，湿疹，银屑病。

[配伍] 配丰隆、水沟、神门、心俞治癫狂痫；配大椎、间使、后溪治疟疾；配合谷、曲池、风池治外感病；配肾俞、腰阳关、委中治胸背痛。

[刺灸法] 斜刺0.5~1寸，不可深刺，或在棘突高处进针向下方沿皮刺1~2寸。艾炷灸3~5壮，艾条温灸15~20分钟。

### 14.大椎穴

[定位] 该穴位于人体的项背正中线第七颈椎棘突下凹陷中。低头时，项后正中隆起最高且随俯仰转侧而活动者为第七颈椎棘突。穴在其下方，当第七颈椎棘突与第一胸椎棘突间。

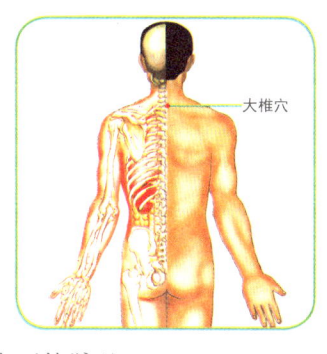

[解剖] 肌肉：腰背筋膜，斜方肌起始部，棘上韧带，棘间韧带，深层为弓间韧带（黄韧带）。神经：第八颈神经后支，第一胸神经后支的内侧支，副神经；弓间韧带的内部为硬膜下腔，椎管内为脊髓。血管：棘间皮下静脉丛。

[主治] 五劳七伤，乏力，疟疾，肺胀胁满，呕吐上气，背膊拘急，项颈强不得回顾。

[配伍] 配肺俞治虚损、盗汗、劳热；配间使、乳根治脾虚发疟；配四花穴治百日咳（双膈俞、双胆俞）；配曲池预防流脑；配合谷治白细胞减少；配足三里、命门提高机体免疫力；配大椎、定喘、孔最治哮喘；配曲池、合谷泻热；配腰奇、间使治癫痫。

[刺灸法] 微向上，沿棘突间刺入0.5~1寸。不可深刺，以免损伤脊髓而造成瘫痪等严重后果。一旦出现强烈触电感向下放散时，应立即将针退出，并要据病人情况采取相应措施。如需沿皮刺，可在第七颈椎棘突高起处进针，向第一胸椎棘突方向沿皮刺1~2寸。艾炷灸3~7壮，艾条温灸10~20分钟。施灸时也可在棘突高起处定穴。

## 15. 哑门穴

[定位] 该穴位于人体的项部正中线后发际直上0.5寸凹陷处，其深部约当第一颈椎（环椎）后弓与第二颈椎棘突之间。

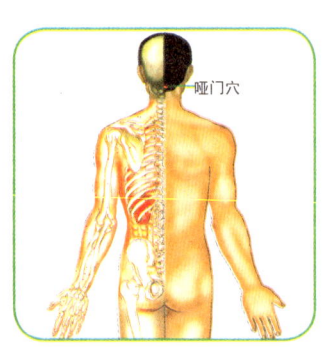

[解剖] 肌肉：皮肤及皮下组织层较厚，深部为项韧带，项肌，环枕后膜。神经：第三颈神经和枕大神经支，椎管内为脊髓颈段。

[主治] 舌急不语，衄血不止，脊强反折，癫痫，癔症，头重风汗汗不出。

[配伍] 泻哑门、听会、外关（或中渚）、丘墟治高热或疟疾所致耳聋；配人中、廉泉治舌强不语、暴喑、咽喉炎；配百会、人中、丰隆、后溪治癫狂、癫痫；配风池、风府治中风失语、不省人事；配劳宫、三阴交涌泉等九穴为回阳九针，可以开窍醒神治昏厥；配脑户、百会、风池、太溪、昆仑、肾俞治大脑发育不全；针哑门、肾俞、太溪治疗贫血。

[刺灸法] 取伏案正坐位，头微前倾，使项肌放松，然后向下颌骨颏隆凸方向缓慢刺入0.5~1.2寸，不可深刺和反复提插、捻转。如出现触电感放散时应立即退针，针至项韧带时，手下有紧涩感，应停止推进；如遇到坚韧而有弹性的阻力，为弓间韧带或环枕后膜，然后如针下出现空松感，说明针尖已进入椎管内硬膜外腔处；如再遇到柔软阻力或出现闪电样针感时说明针尖已刺到硬脊膜处，应立即退针。一般深刺1.5寸的（项肌发达者也不超过1.8寸），针尖已达硬脊膜。如病人针后出现头昏、头痛、呕吐、肢体功能障碍等时，应考虑是否造成蛛网膜下腔出血和脊髓损伤，并立即采取相应抢救措施。也不可向鼻部方向深刺，以免通过寰椎后结节上方的环枕后膜、延髓被膜而损伤延髓。禁灸。

## 16.风府穴

[定位] 该穴位于人体的项部正中线后发际上1寸，当枕外隆凸直下，两侧斜方肌之间凹陷处。深部为枕骨大孔后缘与寰椎后弓之间。

[解剖] 肌肉：皮肤较厚，皮下浅筋膜层较发达；深部为项韧带，项肌、环枕后膜。神经：第三颈神经和枕大神经支；深部为小脑延髓池，小脑，延髓。血管：枕动脉分支，棘间静脉丛。

[主治] 头痛，头风，身重，恶寒，项急不得顾侧，眩晕，舌急难言，喉喑痛，腰脚疼，足不仁，感冒风寒，呕吐不止，鼻不得喘息，狂易，多言不休，狂走欲自杀，目反妄见，暴喑不能言；感冒，落枕，梅尼埃病，神经性呕吐，腰腿痛。

[配伍] 配腰俞治足不仁；配昆仑治癫狂、多言；配二间、迎香治鼻衄；配金津、玉液、廉泉治舌强难言。

[刺灸法] 取伏案正坐位，头微前倾，项肌放松，向下颌骨颏隆凸方向缓缓刺入0.5~1.2寸，不可过深，最深不得穿过项韧带，尤其是在俯首位针向鼻类或枕骨大孔时，可损伤延髓而造成严重后果。

## 17.脑户穴

[定位] 该穴位于人体的头枕部正中线后发际上2.5寸，枕外隆凸上缘凹陷处，当风府直上1.5寸。

[解剖] 肌肉：左右枕肌之间。神经：枕大神经分支。血管：左右枕动、静脉分支，深层常有导血管。

[主治] 面赤痛，头重肿痛，瘿瘤，口眼歪斜，视觉疲劳。

[配伍] 配通天、脑空治头重痛；配人中、太冲、上隆治癫狂痫。

[刺灸法] 沿皮刺0.3~0.5寸；禁直接灸。

## 18.强间穴

[定位] 该穴位于人体的头枕部正中线后发际上4寸处，当百会与风府连线的中点，下距脑户1.5寸。

[解剖] 肌肉：帽状腱膜；神经：枕大神经分支；血管：左右枕动、静脉吻合网。

[主治] 头痛目眩，脑眩烦心，呕吐项强，狂走不卧。
[配伍] 配后溪、至阴治后头痛、目眩；配丰隆治头痛难忍。
[刺灸法] 沿皮刺0.3~0.5寸；禁直接灸。

### 19. 后顶穴

[定位] 该穴位于人体的头顶正中线后发际上5.5寸，当百会后1.5寸，下距脑户3寸。

[解剖] 肌肉：帽状腱膜。神经：枕大神经分支。血管：左右枕动、静脉吻合网。

[主治] 风眩、目眩、颅上痛、癫疾、瘛疭、项直颈痛；脱发、健忘、失眠、癔症、精神分裂症。

[配伍] 配百会、合谷治头顶剧痛；配外丘治颈项痛、恶风寒；配玉枕、颔厌治风眩；配率谷、太阳治偏头痛；配风池治脱发。

[刺灸法] 沿皮刺0.3~0.5寸。禁灸。

### 20. 百会穴

[定位] 该穴位于人体的头顶正中线前发际后5寸处，约当两耳尖直上头顶中央。

[解剖] 肌肉：帽头腱膜。神经：枕大神经及额神经分支，颅内当大脑皮层的运动区和旁中央小叶附加运动区。血管：左右颞浅动、静脉及左右枕动、静脉吻合网，深层常有导血管。

[主治] 头痛、顶上痛、风头重、目如脱、眩晕、心烦、惊悸怔忡、失眠、健忘、中风、癫疾、惊悸、角弓反张、痉；疟疾、耳鸣、泄泻、便秘、脱肛、耳鸣、耳聋、鼻塞不闻香臭、头不可左右顾、热病汗出而善呕；高血压、低血压、休克、竞技综合征、抑郁症、神经衰弱、精神分裂症、遗尿、子宫脱垂、舞蹈病、鼻炎、鼻窦炎、偏瘫。

[配伍] 配天窗治中风失音不能言语；配百会、人中、合谷、间使、气海、关元治尸厥、卒中、气脱；配百会、长强、大肠俞治小儿脱肛；配脑空、天枢治头风；针刺百会，配耳穴的神门埋揿针戒烟；配养老、百会、风池、足临泣治美尼埃病；针百会透曲鬓、天柱治脑血管痉挛、偏头痛；配百会、水沟、足三里治低血压；配百会、水沟、京骨治癫痫大发作；配百会、肾俞（回旋灸）主治炎症。

［刺灸法］向前、向后或向颞侧沿皮刺0.5~1寸，出针后宜多加按压，以免出血和引起头皮血肿。

### 21.前顶穴

［定位］该穴位于人体的头顶正中线前发际后3.5寸处，当百会前1.5寸。

［解剖］肌肉：帽状腱膜。神经：额神经分支和枕大神经分支会合处。血管：左右颞浅动、静脉吻合网。

［主治］目眩，目瞑，恶风寒，面赤肿，颠顶痛，面目虚肿，目暴赤肿，两眼失明，鼻多清涕，小儿惊痫；中风偏瘫。

［配伍］配前顶、后顶、颔厌治风眩、偏头痛；配人中治面肿虚浮；配百会治目暴赤肿；配五处治头风目眩、目赤痛。

［刺灸法］向前、向后或向颞侧沿皮刺0.5~1寸。

### 22.囟会穴

［定位］该穴位于人体的头顶正中线前发际后2寸处，当百会前3寸。

［解剖］肌肉：帽状腱膜。深层当颅骨冠状缝和矢状缝交会处。神经：额神经分支。血管：左右颞浅动、静脉吻合网。

［主治］脑虚冷痛，饮酒过多，头皮肿生白屑，面目暴肿，鼻塞不闻。

［配伍］配玉枕治头风；配百会治多睡；配头维、太阳、合谷治头痛目眩；配上星、合谷、列缺、迎香治鼻渊、鼻衄；配前顶、天柱、本神治小儿惊痫；配人中、十宣治中风昏迷、癫痫；配血海、支沟治血虚头晕。

［刺灸法］沿皮刺0.5~1寸。儿小囟门未闭者尤须谨慎，不可误伤脑部。

### 23.上星穴

［定位］该穴在人体的头顶正中线前发际后1寸。

［解剖］肌肉：左右额肌交界处。神经：额神经分支。血管：额动、静脉分支，颞浅动、静脉分支。

［主治］热病汗不出，风眩，善呕烦满，目中痛不能视，头痛引颔痛，面浮肿，鼻塞，鼻流清涕，鼻衄，疟疾，颜青，癫疾；鼻炎，角膜炎。

［配伍］配合谷、太冲治头目痛；配丘墟、陷谷治疟疾；配印堂、素髎、百会、迎香、合谷、曲池、列缺、支沟治酒渣鼻。

[刺灸法] 沿皮刺0.5~1寸；可灸。

### 24.神庭穴

[定位] 该穴位于人体的头额正中线上前发际后五分处。

[解剖] 肌肉：左右额肌交界处。神经：额神经分支。血管：额动、静脉分支。

[主治] 风眩，善呕，烦满，头胸，头脑中寒，鼻鼽衄，惊悸，目肿，目翳，目不能视，目泣出，痎疟，喘喝，癫疾呕沫，惊风，腰脊强；抑郁症。

[配伍] 配行间治目泪出；配囟会治中风不语；配兑端、承浆治癫痫呕沫；配水沟治寒热头痛、喘咳、目不可视；配太冲、太溪、阴郄、风池治肝阳上亢型头痛、眩晕、失眠等病症。

[主治] 发狂，登高妄走，风痫癫疾，角弓反张，目不识人，头风鼻渊，流涕不止，头痛目泪，烦满喘渴。

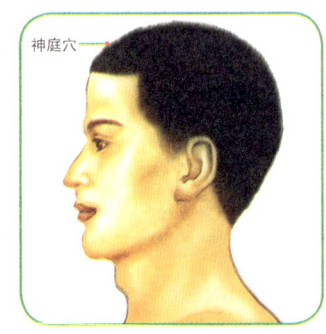
神庭穴

[刺灸法] 沿皮刺0.5~1寸；可灸。

### 25.素髎穴

[定位] 该穴位于人体的面部鼻尖正中央。

[解剖] 肌肉：鼻尖软骨。神经：筛前神经鼻外支（眼神经分支）。血管：面动、静脉鼻背支。

[主治] 鼻塞，多涕，鼻衄，不闻香臭，抽搐，惊厥，小儿惊风，鼻赤，休克，呼吸骤停，心搏骤停，心动过缓，酒糟鼻，鼻炎，呃逆，新生儿窒息。

[配伍] 配百会、足三里治低血压休克；配迎香、合谷治鼻渊。

素髎穴

[刺灸法] 直刺或向上斜刺0.3~0.5寸，或散刺出血；禁灸。

### 26.水沟穴

[定位] 该穴位于人体的面部上唇人中沟正中线上1/3折点处。

[解剖] 肌肉：口轮匝肌。神经：面神经颊支，眶下神经分支。血管：上唇动、静脉。

[主治] 中风口噤，牙关不开，卒中恶邪鬼击，不省人事，癫痫卒倒，消渴饮水遍身浮肿，瘟疫口

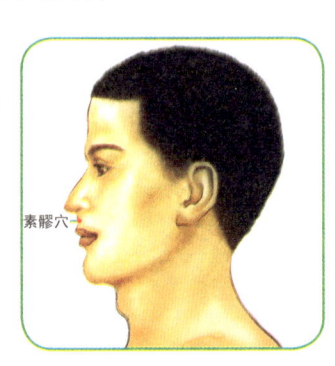
素髎穴

[配伍] 配百会、十宣、涌泉治昏迷急救；中暑加委中、尺泽；溺水窒息加会阴，癫狂加内关，癔症发作加合谷透劳宫；配上星、风府治鼻流清涕；配委中（泻法）治急性腰扭伤；配三阴交、血海治月经不调、崩漏。

[刺灸法] 直刺或向上斜刺0.5~1寸。禁灸。

### 27. 兑端穴

[定位] 该穴位于人体的面部上唇尖端处，当人中沟下端皮肤与唇的移行部。

[解剖] 肌肉：口轮匝肌。神经：面神经颊支及眶下神经分支。血管：上唇动、静脉。

[主治] 癫痫吐沫，齿龈痛，消渴衄血，口噤鼓颔。

[配伍] 配本神治癫痫呕沫；配目窗、正营、耳门治唇吻强，止齿龋痛。

[刺灸法] 直刺或向上斜刺0.3~0.5寸。禁灸。

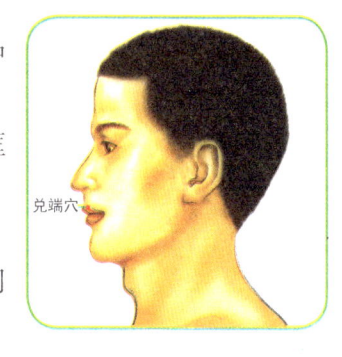

### 28. 龈交穴

[定位] 该穴位于人体的面部，当上唇的尖端，人中沟下端的皮肤与唇的移行部。

[解剖] 有上唇系带；有上唇动、静脉；布有上颌内槽神经分支。

[主治] 齿龈肿痛，口臭，齿衄，处鼻渊，面赤颊肿，唇吻强急，面部疮癣，两腮生疮，癫狂，项强。

[配伍] 配风府穴治颈项急，不得顾；配承浆穴治口臭难近；配上关穴、大迎穴、翳风穴治口噤不开。

[刺灸法] 向上斜刺0.2~0.3寸；不灸。

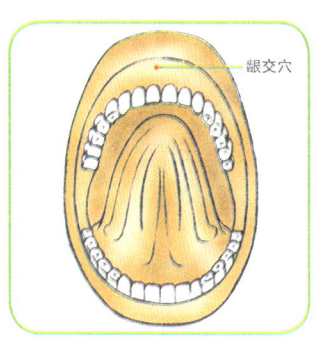

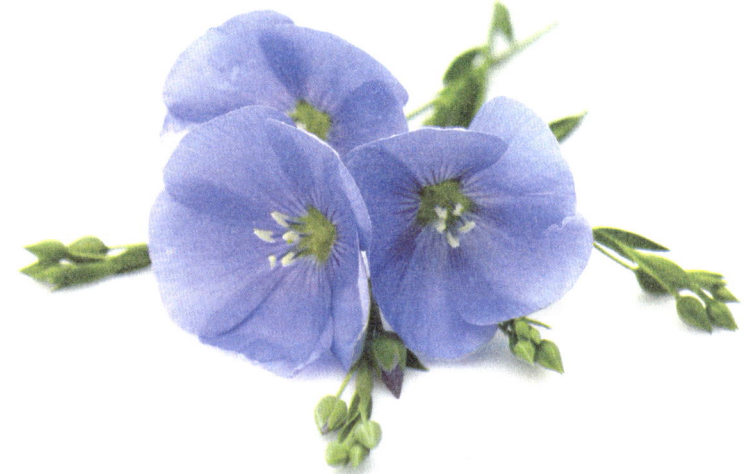

# 第十六章

# 经外奇穴

JING WAI QI XUE

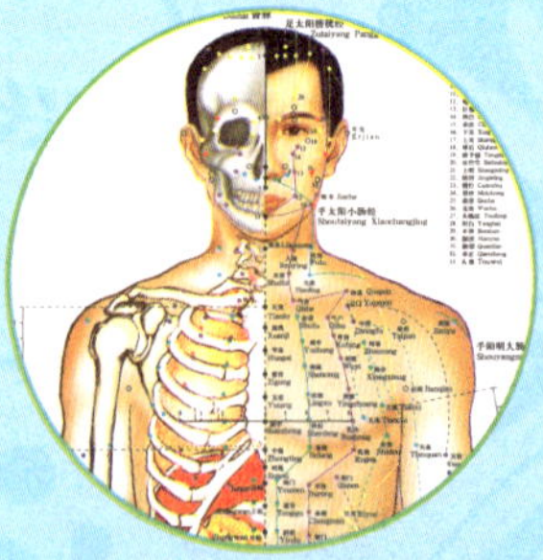

经外奇穴是在十四经穴之外具有固定名称、位置和主治作用的腧穴，简称奇穴。"奇"一方面是相对于十二经脉、任脉和督脉的"常"而言的，另一面是指这类穴对某些病症具有特殊作用，而且疗效显著。比如，安眠穴常见的失眠、心悸、眩晕、高血压、耳鸣有神奇的治疗效果；而印堂穴能调治头痛、头晕、三叉神经痛；再如，四神聪穴对健忘、脑血管病后遗症、大脑发育不全等都有很好的治疗作用。

### 1.印堂穴

[定位] 该穴位于人体的前额部，当两眉头间连线与前正中线之交点处。

[解剖] 穴下有皮肤、皮下组织和降眉间肌。皮肤由额神经的滑车上神经分布。肌肉由面神经的颞支支配，血液供应来自滑车上动脉和眶上动脉的分支及伴行同名静脉。

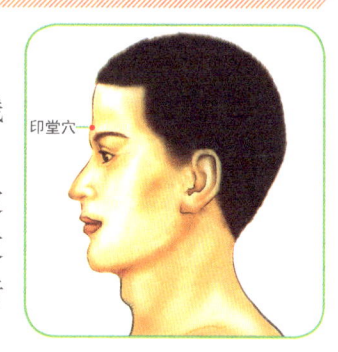

[主治] 头痛、前头痛、失眠、高血压、鼻塞、流鼻水、鼻炎、鼻部疾病、目眩、眼部疾病等。

[配伍] 配攒竹穴、丝竹空穴、四白穴、太阳穴治目痛。

[刺灸法] 向下平刺0.3~0.5寸，或三棱针放血；可灸。

### 2.太阳穴

[定位] 该穴位于人体的颞部，当眉梢与目外眦之间，向后约一横指的凹陷处。

[解剖] 穴下有皮肤、皮下组织、眼轮匝肌、颞筋膜和颞肌。分布有颧神经的分支颧面神经，面神经的颞支和颧支，下颌神经的颞神经和颞浅动、静脉的分支或属支。

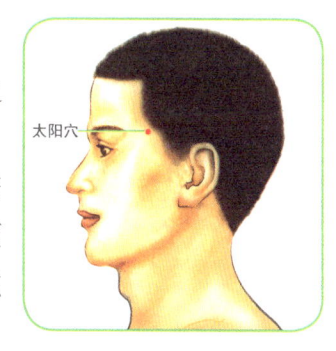

[主治] 偏正头痛，神经血管性头痛，三叉神经痛；目赤肿痛，视神经萎缩等。

[配伍] 配印堂穴、合谷穴治疗感冒头痛；配百会穴、神庭穴治疗眩晕虚证；配合谷穴、太冲穴治疗目赤肿痛；配头维穴、攒竹穴治疗迎风流泪；配合谷穴、光明穴、睛明穴治疗眼生翳膜；配小骨空穴、合谷穴、攒竹穴、二间穴、睛明穴、行间穴、光明穴治疗偷针眼；配攒竹穴、前顶穴、上星穴、内迎香穴治疗暴盲不见物；配翳风穴治疗牙痛；配地仓穴、颊车穴、人中穴、承浆穴、合谷穴治疗口眼歪

斜；配耳尖穴治疗急性结膜炎。

[刺灸法] 直刺或斜刺0.3~0.5寸，或用三棱针点刺出血；可灸。

### 3.金津、玉液穴

[定位] 该穴位于人体的口腔内，舌下系带两旁之静脉上。左侧称金津，右侧为玉液。仰靠坐位，张口，舌尖向上反卷，上门齿夹住舌头，暴露舌下静脉，约当静脉中点处取穴。

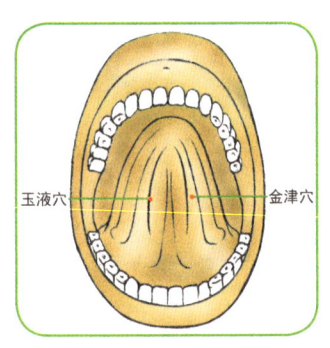

[解剖] 穴下布有下颌神经的颌神经、舌下神经和面神经鼓索的神经纤维及舌动脉的分支舌深动脉、舌静脉的属支舌深静脉。

[主治] 舌肿，舌强，舌炎，失音，聋哑，喉炎，咽炎，热病，呕吐，口疮，口腔溃疡，乳蛾，疮疡，绞肠痧，腹泻，漏经，急性扁桃体炎，消渴。

[配伍] 配百会穴、哑门、翳风穴、听宫穴、听会穴、耳门穴、和髎穴、上关穴、人中穴、承浆穴、颊车穴、涌泉穴、心俞穴、肝俞穴、三焦俞穴、肾俞穴、间使穴、通里穴、外关穴、关冲穴、合谷穴、委中穴、三阴交穴治聋哑。

[刺灸法] 三棱针点刺出血。

### 4.定喘穴

[定位] 该穴位于人体的人体背部，第七颈椎棘突下，旁开0.5寸处。

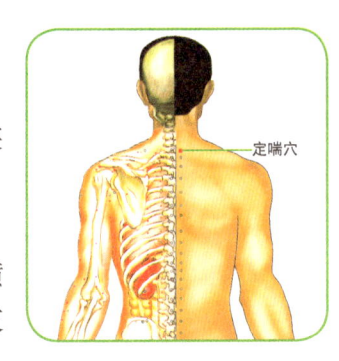

[解剖] 在斜方肌、菱形肌、头夹肌、最长肌中；浅层主要布有第八颈神经后支的内侧皮支。深层有颈横动、静脉的分支或属支及第八颈神经，第一胸神经后支的肌支。

[主治] 哮喘，支气管炎，支气管哮喘，百日咳，落枕，肩背痛。

[配伍] 配膻中穴、内关穴、大椎穴、中喘穴、丰隆穴治哮喘；配天突穴、大椎穴、丰隆穴治百日咳；配涌泉穴、天突穴、丰隆穴治慢性支气管炎。

[刺灸法] 直刺或针尖向内刺0.5~1寸；可灸。

### 5.腰奇穴

[定位] 该穴位于人体的骶部，当尾骨端直上2寸，骶角之间凹陷中。

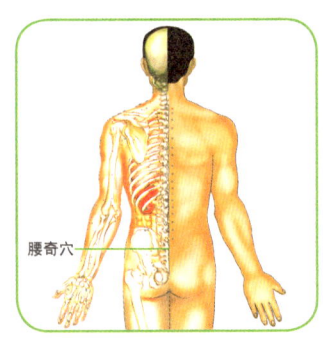

[解剖] 穴区神经、血管：浅层有臀中皮神经分布；深层有骶神经后支和骶中动脉分布；再深可进入骶管裂孔。

[主治] 癫痫，头痛，失眠，便秘。

[配伍] 配大椎穴、百会穴、印堂穴、人中穴、委中穴、足踵穴、涌泉穴、劳宫穴、合谷穴、四缝穴、中冲穴、地仓穴、迎香穴、承泣穴治癫痫。

[刺灸法] 向上平刺1~1.5寸；可灸。

### 6.十七椎穴

[定位] 该穴位于人体的腰骶部，当后正中线上，第五腰椎棘突下。

[解剖] 穴区神经、血管：浅层有第五腰神经后支的皮支分布；深层有第五腰神经后支的肌支和腰动脉分布。

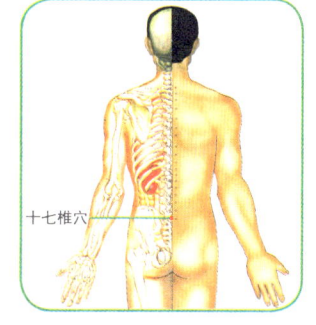

[主治] 腰骶痛，腰腿痛，下肢瘫痪，崩漏，痛经，月经不调，遗尿，转胞，胎位不正。

[配伍] 配秩边穴、关元俞穴治腰骶痛；配中极穴、三阴交穴、太溪穴治痛经；配夹脊穴治下肢瘫痪。

[刺灸法] 直刺0.5~1寸；可灸。

### 7.八邪穴

[定位] 该穴位于人体的手指背侧，微握拳，第一~五指间，指蹼缘后方赤白肉际处，左右共8个穴位。

[解剖] 穴下有皮肤、皮下组织和骨间肌。分布有桡神经浅支和尺神经指背支。

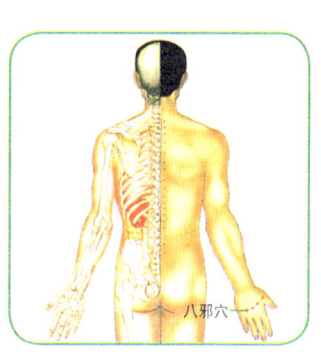

[主治] 烦热，头痛，项痛，咽痛，齿痛，疟疾，破伤风，鹅掌风，手指麻木，手指拘挛。

[配伍] 配足临泣穴、中渚穴、尺泽穴、绝骨穴、阳溪穴、阳陵泉穴治手足拘挛；配后溪穴、承浆穴、合谷穴、外关穴、四关穴治破伤风；配三间穴、后溪穴治手指麻痛。

[刺灸法] 向上斜刺0.5~0.8寸，或用三棱针点刺出血；可灸。

### 8.膝眼穴

[定位] 位于膝关节伸侧面，髌韧带两侧凹陷处，左右共计4穴。

[解剖] 穴下有皮肤、皮下组织、髌韧带与髌内侧支持带之间、膝关穴节囊。分布有隐神经的髌下支。

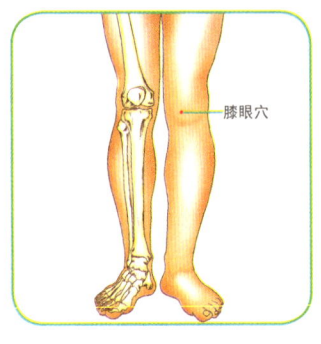

[主治] 膝关节酸痛，鹤膝风，膝关节痛，下肢麻痹，腿痛，下肢萎软无力，脚气，中风，腹绞痛，疥癣，腰部扭伤。

[配伍] 配行间穴、绝骨穴、太冲穴、三里穴、阳陵泉穴治膝关节酸痛；配梁丘穴、足三里穴、阳陵泉穴、鹤顶穴、阴陵泉穴、三阴交穴治膝部痹证；配髋关穴、风市穴、阳陵泉穴、中瞳三时在穴、地机穴、丰隆穴、悬钟穴、太溪穴、昆仑穴、中封穴、解溪穴、三阴交穴、曲泉穴、阴谷穴、委阳穴、委中穴、承山穴、飞扬穴、伏兔穴、阴市穴、环跳穴、居髎穴、阳辅穴治腿痛。

[刺灸法] 从前外向后内或从前内向后外斜刺0.5~1.0寸；可灸。

### 9.八风穴

[定位] 位于足背侧，第一～五趾间，趾蹼缘后方赤白肉际处，一侧4穴，左右共8个穴位。

[解剖] 穴下有皮肤、皮下组织、第三、四趾的趾长、短伸肌腱。分布有腓浅神经和腓肠神经。

[主治] 牙痛，疟疾，胃痛，足跗肿痛，毒蛇咬伤，脚弱无力，足趾青紫症，末梢神经炎，头痛，月经不调等。

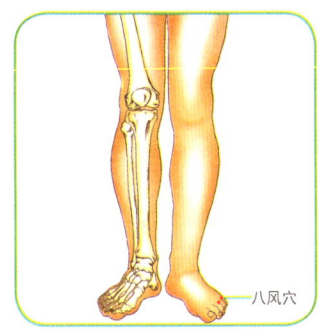

[配伍] 配陵后穴、足三里穴治下肢及足趾麻木。

[刺灸法] 向上斜刺0.5~0.8寸，或用三棱针点出血；可灸。

### 10.气端穴

[定位] 位于足十趾尖端，距趾甲游离缘0.1寸（指寸），左右共10穴。

[解剖] 穴下有皮肤和皮下组织。分布有足底内侧神经趾足底总神经的足趾底固有神经和足底外侧神经的同名神经，有趾底动、静脉所形成的动脉、静脉网。

[主治] 中风急救，脑出血，脑血管病急救，足趾麻木，足背红肿，足痛，脚气，睑腺炎。

[配伍] 配八冲穴治脚气。

[刺灸法] 直刺0.1~0.2寸；可灸。

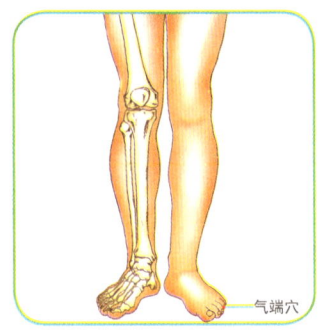